「バイオサンビーム」で病気が治った

〝治る医療〟を追求してきたある医師の物語

青木クリニック院長
青木秀夫

風雲舎

（オマージュ）

仮想現実から覚醒したわが同志

（バイオレゾナンス医学会理事長）　矢山利彦

青木秀夫先生とは二十年来の同志です。同じ「志」をもつ者として、バイオレゾナンス医学の研究実践をしてきました。本書を読んで「おいおい、ここまでリアルを公開していいの⁉」という心の声がしてきました。

瞑想しながら前書きに何を書こうと考えていると、大ヒット映画『マトリックス』のワンシーンが浮かんできました。この映画はアクションシーンがおもしろく、飛んでくる銃弾を主人公のネオ（新しいという意味）が避《よ》ける動作は子どもたちの間でマネされていました。

しかし本当のおもしろさは瞑想中に浮かんできたワンシーンから始まります。

主人公のネオに、指導者のモーフィアス（ギリシャ神話「モルフェウス」の眠りと夢の神の名が由来か）から赤いカプセル薬と青いカプセル薬が提示されます。青いカプセルを飲むと、今までどおりの人生を送れます。しかしそれは世界と人類を支配する人工知能が創造した仮想現実の世界。赤いカプセルを飲むと、深い眠りから目覚めてリアルの世界に入っていきます。リアルの世界では人類はなんと人工知能のエネルギー供給源にされて、眠らされ、夢を見ながらただ生かされているのです。

主人公のネオは赤いカプセルを飲んで一度覚醒したので、仮想現実の世界に入っても「自由意志」が使えるようになっています。そこで人工知能のエージェント・スミスとの戦いが始まるのです（これ以上は映画を観てください）。

本書は映画『マトリックス』の赤いカプセル薬に相当します。

青木先生は、芹沢《せりざわ》光治良《こうじろう》先生を心の師として病気を治そうと苦闘するなかで、仮想現実から覚醒して意識の力を使えるようになりました。それが後半に述べられている「バイオサンビーム療法」です。

こう述べてくると良いことばかりのようですが、仮想現実から抜け出ることには大きな抵抗があります。それはおそらく、現実世界という仮想現実は人類全体の集合的無意識によって形成されており、その支配力は強大だからです。

仮想現実の根源は「人間は物質である」という機械論です。我々は教育でずっとこの基本ソフト（コンピュータのＯＳ）を組み込まれてきました。アプリケーションソフトを変えることは容易ですが、基本ソフトを変えることは難しいものです。

変えてほしい基本ソフトは「人間は物でもあるがエネルギーでもある」です。私は気功と武道と空海の研究で基本ソフトを変えてきましたが、青木先生は芹沢光治良先生を学び、それを手本にして基本ソフトを変えてこられたことが本書を読んでよくわかりました。さらに本書の内容は、青木先生が学んできた学問の作法に従って仮説（バイオレゾナンス診断）を立てて検証（患者さんが治る）する――に貫かれています。仮説を立てて検証することはサイエンスの作法でもあります。この強力な内容の本書は、あなたに赤いカプセルを飲ませるような作用（ある意味劇薬）があります。単に知識を提供する本ではないのです。

知識は脳内のファイル（整理して入れる部所）に入り、「わかった」という感覚が生じます。ファイルにない情報は「否定したり、何のこっちゃという疑問」の感情が生じます。そういう意味で劇薬なのです。

しかし視点を広げてみると、過激なコロナ報道で人々は今までの生き方を否も応もなく見直さなければいけない時代になりました。本書によって青木先生がここまでリアルを公開するのも大いなる意味があるだろうと思って、心より推薦させていただきます。

（ややま・としひこ　矢山クリニック院長）

（はじめに）

「病気を治す医者になる」

私は医大を出て、呼吸器内科の医者になりました。

といえば格好よく聞こえますが、三十歳過ぎてやっと医者の資格を取った、かなり遠回りした人間です。成績優秀でもないそんな人間がなぜ「病気を治す医者になろう」という志を立てたのか、どんな道筋を経て「バイオレゾナンス医学」という「病気を治す」医学に出会ったのか、さらに、それらを土台として生まれた「バイオサンビーム」という療法でどんなふうに病を治しているか。それをきちんと残しておかなければいけないと考えたのが、この本を書いた理由です。

もちろんそこにたどり着くには、いくつか大きなヤマがありました。

一つは、受験に失敗して浪人生活を余儀なくされたときに読んだ『人間の運命』（新潮社）という本です。芹沢光治良先生（一八九六〜一九九三）の自伝的小説です。

本の主人公の名前は森次郎。強い意志をもって人生を切り開くその姿に深い感動を覚え、私は「社会に裨益《ひえき》する人間になりたい」と思ったのです。学業成績「中の下」の大したこともない人間が、「自分の使命を私利私欲なく忠実に追求すれば、さらに道は開かれる」という芹沢光治良先生の言葉に押されて、「病気を治す医者になる」と決心したのです。以来、芹沢先生は人生の師となりました。

とはいえ医大受験は失敗続きでした。一浪、二浪ならまだしも、私は八浪の末に医大に合格し、ようやく呼吸器内科の医者になりました。こうして五年ほど経って臨床にも慣れ、一人前になったと思っていたある日のことです。「自分は本当に患者さんを治しているだろうか?」という疑問がふと湧きました。患者さんの病気の原因を突き止め、きちんと患者さんに対処しているか。流れの中で、ただ漫然と医者らしいことをやっているだけではないかと。

目の前にある医療現場は「治らない現代医療」の集合体のように見えました。治らないままそこにいる患者さん、治らないまま退院していく患者さん、亡くなる患者さん――。それを横目に見ながら、医者たちは自分の学業と対症療法に労力を費やしている「白い巨塔」でした。ふと思いついただけなのに、頭をガーンと殴られたような感じになり、いたたまれなくなりました。

本当に患者さんを治す医療とはなんだろう。そんな医療がどこにあるのか。あるとしたら、どうしたらたどり着けるのか。

「治る医療」を求めて、まず「食」のことを徹底して学んでみました。さらに西式健康法、自然農法、さらに先人の知恵が集約された東洋医学に出会いました。こんなことをしているとどんどん現代医学から遠のき、医者としての順風な道から逸脱するぞと気がつくのですが、「病気を治す医者になる」という初志が消えることはなかったようです。その先に、人間を丸ごとエネルギー体として診る「バイオレゾナンス医学」があったのです。

バイオレゾナンス医学というのは、人間をエネルギー体としてとらえ、バイオ（生体）が発するレゾナンス（波動共鳴）を診るという医学です。病気の原因となる物質やウイルスなどを波動で感知し、病因を排除することで治るという考え方です。私はこれに「はまって」しまいました。その先達者、矢山利彦先生との出会いでした。

以来、矢山先生が発明した波動探知機器《センサー》「ゼロ・サーチ」が診療機器となりました。患者さんのエネルギーを診るにはなくてはならないものです。年に一度、保育園で聴診器を使って健康診断をしていたのですが、「あれ、呼吸音がない」と焦ったことがありました。聴診器を忘れていたのです。ゼロ・サーチが私の相棒になっていることを思い知らされました。

バイオレゾナンス医学は、それまで私がいた現代医学と違って、「病を治す医学」でした。

すべての物体は見えない周波数・波動を発しています。この医学の原則は「人間は物体であると同時に、波動を出しているエネルギー体である」という考え方です。身体も臓器も波動を出しています。健康な臓器は一定の決まった波動を出しています。正常な波動はほかの臓器と調和し、共鳴しています。その波動は大自然と共鳴し、宇宙に存在するすべてと調和し、ハーモニーを奏でています。波動は直進しますから、途中に障害物があれば、乱れます。

この考え方をベースに、気の流れをつかみ、そこから病気かどうかを確認します。気の流れが調和しているか、乱れているか。その違いが最初の手がかりです。

ものが手に触れるとします。それが身体に良いものか悪いものか、波（波動）として出ます。この変化を「ゼロ・サーチ」というセンサーで感知します。良いものはすっと流れます。悪いものなら波は歪みます。波が歪んだら病気の可能性（病因）があるとして、その歪みを修正するものを治療に使う——という簡単な原理です。ここでいう波は、東洋医学で唱える十二経絡（気・血・水の十二の通り道）と任脈《にんみゃく》、督脈《とくみゃく》の十四の流れです。

病気の原因は複雑怪奇で、ほとんどが現代医療の機器ではとらえられません。病気を治せなかったのは当然のことでした。しかしゼロ・サーチを自由に使えるようになると、病気を治せるようになったのです。

ゼロ・サーチにようやく慣れたころ、この波の情報を図案化してカードにできないかという案が浮かびました。病気の原因になりそうなものを「パラジウム」「カンジダ」「農薬」「新型インフルエンザ」などと小さなカードにしたのです。診断に使ってみると、現物と同じ反応をすることが分かりました。

とりわけ驚いたのが、病因を消す波動のカードです。カンジダによる湿疹には「抗カンジダカード」、インフルエンザには「抗インフルエンザカード」、がんには「抗がんカード」、ジカ熱には「抗ジカウイルスカード」を作り、それぞれの病因に対応してみたのです。するとうまく機能して治療の幅が広がり、治る医療が見えてきました。これに「バイオサンビーム療法」と名前を付けました。当クリニック独自のものです。そのカードの束《たば》を小さな袋に入れて、患者さんの胸に付けてもらうようになりました。安価で、副作用がなく、薬の飲めない子どもたちにも適しています。

バイオレゾナンス医学のそもそもの始まりは矢山先生主宰の「ドクターヒーラー研究

会」でしたが、研究が発展するにつれ「バイオレゾナンス医学会」と改称され、多くの医者がこの医療で病気を治すようになりました。私も今ようやく「病気を治す医者」になれたと実感しています。

こうして確信を得た私は独立し、二〇〇三年、静岡県富士宮市の片田舎に青木クリニックを開院しました。看護師と保健師の資格をもつパートナーを右腕に、受付とアルバイトのスタッフが数名いるだけの小さな医院です。目の前に田んぼが広がり、その向こうには富士川の土手。あたりを囲む山々の向こうに富士山が顔を出すという、のんびりとした田園風景の中にあります。

私はこのクリニックで次のような治療を行なっています。

数年来のひどい喘息の子ども。歯科治療に使われる不適合金属が気管に沈着していたことが原因と診て、気管に棲みついた細菌の駆除、さらに金属デトックスの薬を処方。半年足らずで治癒。

膀胱がんで内視鏡手術を四回受けた高齢の男性。電磁波と牛乳の過剰摂取が原因で膀胱の組織が弱くなり、さまざまな感染を受けてがんになった。漢方薬の服用、電磁波を受けない生活指導で、数カ月後にがんが治癒。

手術のできない脳下垂体の腫瘍で、なすすべのない四十代の女性。歯科の不適合金属が脳下垂体に蓄積したことが原因と診断。歯科治療で金属を除去、デトックス漢方薬の服用で腫瘍は徐々に縮小、二年後に消失。

水泡でグジュグジュになった両腕に食品ラップを巻いた二歳の子ども。乳製品入りの離乳食が原因の重度のアトピーと診断。食事から乳製品を排除してもらって完治。

よその病院で肺炎の疑いありと告げられたご婦人。ゼロ・サーチで新型コロナウイルス感染と判断し、漢方薬、抗体カードで対応。その後大きな症状なし。一週間ほどで回復との報告あり。

本文で詳しく説明しますが、こうした例は枚挙にいとまがありません。

クリニックには、原因不明の痛みや症状であちこちの病院を回ってたどり着いたという患者さん、病院で治療中、こっそり抜け出してきたという患者さん、難病の患者さんもよく来られます。最近多くなったのはがんの患者さん。治療が長引き、良くなる気配を感じられず、藁をもつかむ気持ちになったがん患者さんが未知の医学を聞きつけ、「なんとかして良くなりたい」と来られます。

がんもアトピーも喘息もリウマチも「治る」のです。100％完全に、とはいえませんが、いい線いっていると感じています。私が開発したバイオサンビームの精度を上げ、患者さんには生活指導をきちんと守り素直に地道にやってもらえれば、もっともっと良くなるでしょう。

「本当に患者さんを治しているだろうか」と不安だった私はようやく「病気を治す医者」になりつつあると実感しています。

この療法が少しずつ知られるようになったようで、遠方から患者さんが来てくれるようになりました。調べてみると、過去十八年間で診た患者さんは一万五千人近くになっていました。新しい医療への理解と実績が認められているのだろうと感じています。当初「怪しい医療」というニックネームを頂戴したこともありますが、そろそろ、「治る医療」「真実の医療」とよんでほしいと思っています。

青木秀夫

「バイオサンビーム」で病気が治った……目次

表紙絵……………………押金 美和
カバー装丁………………山口 真理子
本文写真・さし絵…………著者
構成執筆……………………山崎 佐弓

（第1章）

社会に裨益する医者になる

森次郎に翻弄されて

一九六九（昭和44）年の夏、十九歳。私は浪人中でした。中の下ぐらいの成績で高校を卒業し、これという目的意識もなく、流れのままいくつかの大学を受験したものの、すべて不合格。一から出直さなければいけないなとぼんやり考えていました。本屋に寄り、書棚から何気なく『人間の運命』（芹沢光治良著）を手にしました。人間の運命？　ページをめくると、一人の少年が人生の困難を強い意志で乗り切っていく姿がみずみずしく描かれていました。簡潔な文章、わかりやすい流れ。主人公のたくましい生き方を体験できる強いエネルギーが発せられていました。著者の芹沢光治良先生は静岡県駿東郡《すんとうぐん》楊原村《やなぎはらむら》我入道《がにゅうどう》（現在の沼津市我入道）の生まれで、私と同郷人。沼津中学（現在の沼津東高校）の先輩です。高校在学中に先生の講演を聴いたことがあるはずなのに、作品を読んだのは初めてです。何かを感じておよそ一カ月、受験勉強そっちのけで、憑《つ》かれたように『人間の運命』を読みました。

こんなストーリーです。

主人公・森次郎は裕福な網元の家に生まれますが、天理教を深く信仰する父親が、人生と財産すべてを教団に捧げます。両親は家を出て行き、次郎は祖父母と叔父との同居生活となり、漁師になるよう方向づけられます。でも次郎は勉強したくてたまりません。小学校の担任に「貧乏でも中学へ行き、一生懸命勉強してお国のためになる人間になれ」と励まされて中学校へ進学すると決め、苦難の道が始まります。次郎は、生来の理想主義と強い意志をもって自分の人生を切り開き、第一高等学校（旧制）から東京帝国大学経済学部を出て、官吏となります。恋愛、失恋、左遷、財界人の娘との結婚、経済学を学ぶためにパリ留学という華々しい人生に向かうものの、結核と宣告され、現地の療養所で死をも覚悟するような体験をし、その体験の中で魂の目覚めを得て帰国し、作家としての人生を歩んでいきます。

『人間の運命』は、作家芹沢光治良が、明治・大正・昭和という激動の時代の流れの中で、自分の人生を森次郎に重ね合わせて書いた自伝的小説です。先生は、一九六一（昭和36）年、肺がんの疑いで検査を受けた際に死を意識したのをきっかけに依頼原稿を一切断り、自分の書きたい小説を書くと決心し、この作品が生まれたのです。

全十四巻を読み終えたとき、私はしばらく深い感動に浸っていました。次郎の魂につき動かされるように、その世界にすっぽりとはまっていたのです。次郎に比べて自分は一体今まで何をしてきたのだろう、これから何をしたいのだろう。まったく自己の確立ができていない、と思いました。でも、私の魂にカチッとスイッチが入ったようです。

なんの才能も見出せなかった自分を見直して、社会に裨益する人間になりたいと思ったのです。あれこれ職業を考えると、理系の学科が好きだったこともあり、病気を治し、人様の役に立つようになれればと医者になることを志しました。このときから作家芹沢光治良さんを光治良先生とよび、わが師と定め、『人間の運命』を人生の指南書と定めたのです。

暗い大学生時代

医者といえば勉強ができて優秀な人とイメージするかもしれませんが、そもそも私は成績不良のダメ学生でした。望みの医大はすべて不合格。二浪目でやっと合格したのは早稲田大学理工学部資源工学科だけ。早稲田大学のほうは幼少のころから岩石に興味があったので気まぐれに受けただけですが、満足した親は入学金を払ってしまい、私はズルズルと入学してしまいました。（大学に行きながら医大の受験勉強をすればいいや……）と、森次郎から学んだ信念はどこかに消えてしまったようです。

新入生を迎えて、大学のキャンパスはクラブやサークルの勧誘の真っ盛りです。二年間こもって受験勉強したせいもあり、少しは大学生らしく部活動で身体を鍛えようと思いました。ワンダーフォーゲル部の看板をぼんやり見ていると、女子部員に入部を勧誘され、気がつくと入部届にサインしていました。（ま、いいか、登山でも楽しみながら筋力をつければいい）と自分なりに納得しました。ところが入部してみると、登山を楽しむどころか地獄の特訓です。体育会系の絶対的な先輩後輩の秩序で、一番重い荷物を背負っての山登りでした。日常のトレーニングでは首根っこをつかまれ、「遅い！　さっさと走れ」と牛馬のように引き回されました。あまりの辛さにわが身の不運を呪いました。二年生になってちょっと良くなったものの、お仕置きは十分受けたと納得し退部しました。でもこの訓練は研修医時代の労苦に活かされました。

学生暮らしをしながらの医大受験はまた不合格。翌年もその翌年も不合格です。それでも医者への道は諦めきれず、授業にも熱中できません。ひたすら下宿で医大受験の勉強のふりをするだけ。

あるとき聖書の勉強を始めることになりました。きっかけは女性二人がドアをノックし、「聖書をお読みになりませんか」と勧誘に来たことです。私は彼らの宗教の教義に疑問を感じ、立て続けに質問すると、翌日、背広を着た幹部らしい男性が現われて激論となりました。彼らの信じる教義は間違いなく真実だと言い張ります。正否を争っていくうち、聖書を引っ張り出して検証するため、やむなく二人で勉強会をすることになりました。何度かそれをやっているうちに、私は聖書に夢中になっていました。

彼の洗脳を受けることはなかったのですが、最終的に印象に残ったのは『新約聖書』の「マルコによる福音書」に出てくる、イエスの衣に触れた一人の女性の話です。

「～十二年間も出血の止まらない女がいた。多くの医者にかかって、ひどく苦しめられ、全財産を使い果たしても何の役にも立たず、ますます悪くなるだけであった。イエスのことを聞いて、群衆の中に紛れ込み、後ろからイエスの衣に触った。イエスの衣にでも触れれば治してもらえる、と思ったからである。すると出血がまったく止まって病気が治ったことを体に感じた」

私はこの記述をまったく疑わず、真実の出来事として受け入れました。(……そうか、そのようにしてイエスは病を一瞬にして治したのか）と。それと同時に大それたことを考えていました。——イエスの衣に触れたら病気は治るということは、イエスと同程度の人間になれれば病気は簡単に治せるにちがいないと。

そのときです、「病気は治る」という確信が生まれたのは。「これを実証しなければいけない、今のままではだめだ、そのためには医大に合格しないといけない」と本気で、心底から「病気を治す医者になる」という思いが湧いたのです。

親が勝手に授業料を納めてしまうという理由で中退もせず、ずるずるその境遇に甘んじていたことを反省しました。退学しよう。自立して受験勉強をしっかりやろう。甘ちゃんから脱皮しなければならない。中途半端な学生生活に見切りをつけ、最後の最後、本当のラストチャンスとしての医大合格に目標を定めました。親の援助を断り、新聞配達の仕事で自活し、受験計画を立て直し、まっさらな気持ちで最後の受験に向かいました。

二十六歳の医大生

天はこんな私を見捨てなかったのでしょうか、ついに思いが通じたらしく浜松医大に合格することができました。でも天のご心配はまだ残っていたようで、どういうわけか入学式に学生代表として「良い医師になるよう努力します」という誓約書を読まされました。二十六歳の新入生です。

あたりを見回すと、七、八割くらいが現役か一浪。みんな若い。体力、記憶力ともにハンディを感じていた私は、全力で授業に臨まなければ彼らに太刀打ちできません。自分の名前は「青木」、姓名順でいえば席は階段教室の最前列。ズルしたいと思ってもできません。入学できたものの最終的に医師国家試験にパスしないと医者になれません。けっこう厳しい道のりです。

生き残るための作戦を立てました。成績はこれまでの中の下でいい。「中の下」作戦です。若い人たちと肩を並べて好成績をなどと考えたところで、数科目はいけるでしょうが他の科目で落第してしまいます。合格ラインぎりぎりでいい、つまり「中の下」でいいから全科目を突破しなくてはなりません。暗記項目の多い解剖学と生理学は及第できる程度にして、それ以外は教授が出しそうな分野に集中して勉強しました。

解剖学と生理学は入学してすぐ学ぶ医学部らしい教科ですから、誰もがフレッシュな感覚で真剣に勉強します。解剖学では、身体を解剖して形態と構造を学び、生理学では人体のそれぞれの要素がどんな機能をもつかを勉強するので、勢い、人間を一つのシステムとしてとらえ、細部それぞれの働きを学んでいきます。まるで人体を一台の車を解体して学んでいくようで、繰り返しこの作業に没頭していくと、肉体を一個のモノとして扱うような意識になります。最初からそういう感覚を植え付けられて学ぶわけですから、ほとんどの医者の卵たちは「人間はモノである」という洗脳を受けることになります。

私は「中の下」作戦でこの二科目を適当にこなしたため、身体をモノとしてとらえる感覚が育たなかったのでしょう。たぶんその理由で洗脳されることはありませんでした。何が幸いするか分かりません。

医者になってからは、むろん解剖学、生理学を必死に勉強せざるを得なくなるのですが、後々改めて感じたのはその弊害です。医者の大半はこうして人間をモノとして見ていくようにに洗脳されますが、ちょっとおかしいなというのが私の感覚でした。人間をモノとして見ていくと、細部へ、さらにもっと細部へと目を向けていくので、テーマが分業化し、どんどん専門化していくのです。つまり学べば学ぶほど、全体から遠ざかっていくのです。「木を見て森を見ず」という諺《ことわざ》がありますが、細部にこだわるだけでは全体を見ることはできません。ましてや患者さん一人ひとりの心の中を見つめたり、その苦しみや悲しみに寄り添うことはできないだろう。私はなぜか、それにずっとこだわっていました。

呼吸器内科の医者になる

とにかく落第はできません。受験勉強で培った経験から傾向と対策を練り、ヤマをかけ、可、可、可、可、良、可、可のような低空飛行でなんとか卒業し、医師国家試験に合格。浜松医大の第二内科呼吸器内科に入局。三十二歳の新米医者の誕生です。さて、できるだけ長く活動できる分野を選ばなければなりません。

呼吸器科のボスは人情派の熱血漢。魅力的な人でした。医療を学問そのものと見る先生で、呼吸器の病状を、当時注目されていた免疫学のスタンスから診ていきます。さまざまな臨床データを免疫学に結びつけて解析していくのです。

呼吸器内科ではレントゲン写真を一枚見るだけで、あれこれ病気を想像するのですが、患者さん一人ひとりの写真がそれぞれ違うので、どこをどう判断するのかが重要になります。写真一枚から病歴はもとより、生活歴、職歴、理学所見（視診・触診・聴診）を考慮して病気を推理していくのです。よく言われたのは「肺は全身を見る鏡である」。頭を使わなければなりません。この調子ならボケることもなく、ずっと医者ができそうです。

こうして私は浜松医大の第二内科の呼吸器内科を選びました。臨床で上手に診断して、レントゲン写真が読めるようになり、気管支鏡の操作ができるようになり、さらに薬の選択ができるようになれば、呼吸器内科医として独り立ちできるはずです。

ここを選んだもう一つの理由は、光治良先生が結核と気管支喘息にかかったことを知っていたからです。実は私も小さいころに結核にかかったことがあります。親にはっきりそれと告げられたわけではありませんが、「パスカルシウム」と書かれた大きな缶が家にあり、あとになって、おまえが飲んでいた薬だと教えられて結核だったと知ったのです。当時、結核は不治の病として忌み嫌われていたので、親もいいにくかったのでしょう。

場所は同じ沼津でも、その時期はもちろん光治良先生と私とではかけ離れています。でも、もしかしたら光治良先生の結核菌と私のそれは同じＤＮＡをもつ菌かもしれないと密かに思ったりしていました。

結核菌は感染しても発病しないことがあります。休止菌となって活動しないまま肺内に留まり、数十年して体力が衰えたころに発病することもあるのです。

光治良先生が結核性の肋膜炎《ろくまくえん》になったのは明治時代の沼津中学生のときです。肋膜炎が治ったのではなく、結核菌が休止菌になっただけだったのでしょう。ソルボンヌに留学中、結核と宣告されたのは、無茶な生活と無理がたたり、肺の免疫力が落ちたせいと考えられます。休止菌が再び活動を始め、そこで結核と宣告されたのだと思います。

私の妄想は、中学生時代の先生の結核菌が他人の肺で休眠していて、沼津のどこかに漂っていて、時を超えて私がそれを吸い込んだ――でした。先生に感染したのと同じ菌が私に感染したのかもしれない……。

免疫力は心に影響し、心のあり方は生き方と深く関係します。私が光治良先生の心境を深く体感しようとするのは、こんなところに原因があるのかもしれません。むろんこじつけです。そうと分かっていても、先生と同じ病気を得たことが密かな自慢でした。

再び、光治良先生

医局に入ってからは充実した日々が続きました。ボスは優秀な医師を育てようと、医局員全員に研究会への参加や学会発表を義務づけ、テーマを与えて博士号を取得できるような研究をするよう指導していたのです。通常の診療と並行してやるのですから、きつい毎日です。でも、早大のワンダーフォーゲル部のしごきを思えば歯をくいしばれます。しごかれ、夢中で勉強して一人前になれる――ありがたい話です。プロの医者として成長する自分、それに安堵している自分。こうして人並みに学び、臨床経験をこなし、ようやく一人前の医者らしくなりました。

でも心がうずくのです。果たしてこんな医療でいいのだろうか。自分は「病気を治す医者」に近づいているのだろうかと揺らぐのです。

そんなもやもやした気持ちでいたところに、私にとって大事件がありました。九十歳になる人生の師が、長い休筆から突然目覚めたように『神の微笑』（新潮社　一九八六年）を出されたのです。

先生は一高時代に校友会雑誌に発表した小説が評判になり、川端康成が友情を求めてくるほどの文才がありました。社会へ出ると、役に立つ人間になるためにと、貧乏な人たち、特に小作人のために役人になりますが、その後休職してソルボンヌ大学に留学し、実証経済学を学びました。そこは花のパリです。フランス文化の洗礼を受け、文学、音楽、美術、演劇に夢中になります。ところが経済学との両立の無理がたたったせいか、肺結核と宣告されました。特効薬など皆無。肺が癒着していたせいで気胸療法もできず、高原の療養所に送られます。結核は死病とされていた時代。先生は死に場所を求めるような心境だったようです。

その高原療養所で先生は三人の才能豊かな同病者と親しくなります。大いに文学、美術を語り合うなかで、彼らの中に確固としてあるキリスト教の存在に気づきます。「神」です。なかでも最も先進的だった天才科学者ジャック・シャルマンは、神とは、この宇宙にあって、一分の狂いもない法則に従って、大自然を動かしているもの、この地球も、太陽も、月も創り、その上、地球上に人間はじめすべての生物を創ったもの、つまり大自然であると説き、先生はジャックの考えを受け入れることになります。

先生は、生家が天理教の信者だったこと、その理由で逆境を歩むしかなかったため、神や宗教に複雑な思いがあったのですが、彼らとの交流を深めていくにつれ、「神はいる、常時自分たちを見守っている」と実感せざるを得なくなります。さらに一歩進んで、神の命令として作家になることを誓います。小説家といえば、やくざかおちこぼれがなるものと信じられていた時代です。

ヨーロッパから帰国した先生は、療養所で決めた心に従って小説を書き始めます。『ブルジョア』という初めての小説が改造社の懸賞小説に一等入選（一九三〇年）したこともあり、次々と作品を発表しました。『巴里に死す』（中央公論社　一九四三年）、『一つの世界』（角川書店　一九五五年）、『教祖様』（同　一九五九年）、『人間の運命』（新潮社　一九六二～一九六八年）、『死の扉の前で』（同　一九七八年）などなど――。

その後しばらく書き下ろしがなかったご高齢の先生の新刊『神の微笑』（一九八六年）に、愛読者の私は跳び上がりました。ただただ嬉しくてありがたくて、一字一句丁寧に読みました。久しぶりの先生の作品を貪《むさぼ》るように読むと、喜びと同時に大きな驚きがありました。先生は帰国後、フランス仕込みの実証主義的な精神を生かし、理知的、明瞭な文章で、深い人間愛をテーマにした作品を描いてきた作家です。ところがここに来ていきなり「神」そのものをテーマにしたのです。

金江夫人を五年前にがんで亡くし、失意の中で、ご自身も死の準備として身辺整理の日々を過ごしていた先生に、突然天から「神の命じる小説を書け」と語りかけがあったのです。その言葉に従うと気力が充実し、九十歳から年一冊のペースで長編小説を書き始めます。その最初の作品が『神の微笑』でした。

「神はいる」と語る光治良先生

『神の微笑』は次の文章で始まります。

「文学は　物言わぬ　神の意志に　言葉を　与えることである——」

光治良先生はこの言葉こそ自分の文学の本質だ、やはり神について書かなければいけない、と悟ったようです。そんなある日、先生は伊藤幸長という青年から一通の手紙を受け取りました。

「私は今から四年前の二月六日の日に、突然の神様のおいり込み（著者注・教祖が腹中に入ること）をいただき、神のおせき込み（同・救済を急ぐ）によって、天理教に入信したものです。このたびのお手紙は教祖が私の前にあらわれて、この緊急の事態のしゅんに『教祖』という本を、一日も早く宗教をこえた「人間教祖」（女）の生涯をゼロより書いてほしいというおぼしめしから、私から取り次ぐようにと、教祖の深いおもわくによって、お願いいたしました」（抜粋）

その言葉を受け入れながら、先生は十五年前に起こった忘れがたい出来事を思い起こしました。

一九七〇（昭和45）年四月十八日の早朝、先生はある声を耳にしてハッと目を覚まします。ベッドの前に、赤い衣を着た見知らぬ老婆が微笑んで座っているのです。

……中山みきではないか？　そこにいたのは、教祖伝を執筆中に思い浮かべていた教祖の顔でした。老婆としばらくやり取りを交わしたのち先生は、

「……希望があるのですけど」と切り出します。

「言うてみな、遠慮せんで」という流れになって、

――第一に、自分の喘息を根治してほしい。第二に、婚期をすぎた下の娘二人が結婚できるだろうか。第三に、二歳年下の弟が衰弱しているので助けてほしい。第四に、長女が不遇な結婚生活をしているが、どうしたらいいか――と先生は依頼します。

老婆はその一つひとつに丁寧に答え、今年中にそれを実現して証拠を見せると約束します。先生が「……わかりました」と答えた瞬間、赤衣の女人の姿は忽然《こつぜん》と消えました。

これは夢か？　赤衣の老婆の容貌も、髪型も、優しい顔立ちも、しかも皺《しわ》のなかったことも、ちゃんと観察した。それ以上に、老婆の声が温かく澄んで優しかったこと、話し方の調子、言葉は古めかしくて関西の田舎言葉であろうと考えるほど、明確に記憶しているのだから、夢ではない。先生は自分が目にしたことを確かなものとして受け取ります。

しばらくして、四つの願いすべてが解決されたことを知ります。後日、瀕死の病人だった弟に会うと、――粥《かゆ》を食べられるようになって、少しふとった。兄さんは無信仰だとみんな言っていたが、ありがとう――と喜んでいました。

このように、先生は「教祖像」を知っていました。その像と、青年に入っている教祖とが同一人物と確認して、青年が話す教祖の言葉を受け入れます。

「自分は天理教の信者ではない、神に関心があるのだ」、それがそれまで貫かれてきた先生のスタンスでした。しかし、現実にこうして大自然の神である「親神」は簡単に病気を治し、心の苦しみを解決してくれた、人間の運命まで慈悲をもってこうして決めた。すべて親神のはからいであったと、改めて神の存在を確認したのでしょう。『神の微笑』には、先生のそのような神への思いが語られていたのです。

私が心底驚いたのは、先生が「神がいる」とおっしゃったからです。余人がそう言ったら、私は無視したかもしれません。しかし、実証主義者の光治良先生が「神がいる」と断言したのです。

それを心に落とし込みながら、私の関心は神が存在するかどうかではなく、もしそうなら、もし本当に神がいるとしたら、神がこの医療の姿をご覧になったらどう思うだろう？という別地点へ飛んでいました。

「病気なんてそう簡単に治るものではない」という医者たちの集合意識の中で、私はどうしたらここから脱出できるかともがいていました。そこには「社会に裨益する人間」の姿は見当たりません。人を救う医者の姿はありません。こんなはずじゃないと私は焦っていたのです。

ふと目の前に、浪人時代に読んだ聖書の一節の「イエスの衣」が降りてきました。

いまの自分はイエスの衣にまったく歯が立たない。彼こそが肩で風を切って歩ける医者なのだ。彼のようなレベルにならなければならない……！

医療の現実と理想のはざま

振り返ってみれば、私は病気らしい病気を治したことがありません。手術のできない肺がん、治療困難といわれる気管支喘息、肺気腫、間質性肺炎、慢性気管支炎……患者さんは治らないまま病床から消えていきます。改めてその現実に直面し、私は愕然としました。目の前の医療現場を見渡せば、「治らない」医療ばかりです。診断、治療、投薬は流れるように行なわれています。「治らない」を前提に、医者もスタッフも病院全体が動いているように私の眼に映りました。

同じ医局の優秀な先輩でさえ、そんなに実績を上げている人はいないようでした。注意してみれば、学会でもこれらの病気が見事に治ったという発表はほとんどありません。多くの医師たちは「病気が治らない」ことを容認し、学会や研究会での活動に意義を見出し、それに満足しているようでした。これが医療者の一般常識のようです。

また、医者たちが治らないと思っていれば、治らないことを前提にした対症療法があるだけ。患者さんが治る治らないは問題にならないのです。これでは私は「役に立つ」医者ではありません。当初、学会発表する先生を偉い先生だなと感心していましたが、本当の医者の仕事は病気を治すことしかありません。これに専念すべきなのです。私は心の中で「病気を治す医者になるのだ」と叫び、「医者になった原点」に戻ろうとしていました。

こちらが医療の理想と現実の間で悩んでいるうちに、先生は『神の微笑』の翌年に『神の慈愛』（新潮社　一九八七年）を、翌々年に『神の計画』（同　一九八八年）を出され、私は夢中で追いかけるように三冊を読み終えました。この「神の三部作」の三冊を読み終えると、私の想いは決定的になりました。さしたる根拠もなく、ただ「人は治る」「病気は治る」と確信したのです。まるで自分が神からのメッセージを受け取ったように。

私の心に衝撃が走りました。

作品の主人公になり切ったようにすっぽりと先生の神の世界にはまり、何度も読み返しました。光治良先生が語りかけた神の言葉が、私には「病気は治る」という言葉に聞こえるのです。「イエスの衣」が再び真実のものとして蘇り、神が見る理想の医療とはどのようなものなのか、改めて宿題をいただいたと思いました。「神のシステム」に則った医療がきっとあるはずです。その理想の医療に近づくには、「神の三部作」を書く先生と同じような視点で「医療」を見直してみないといけない。そこで、先生がされたのと同じ修行をしてみようと考えました。三部作では、神に促されて、いろいろな本を読んで修行をする様子が書かれてあり、それをまねよう、実際に同じことをしてみようと思ったのです。

意識の実存的変容！

先生が到達した境地に一刻も早く行きたいと思っていると、八月の夏季休暇の予定表が回ってきました。うまくやりくりすれば八日間の休みが取れそうです。これだ、このチャンスを利用しよう。三部作に出てくる参考文献を全部並べて勉強しようと思い立ちました。最後の医大受験に挑んだあのときのように、私は読書計画を立て、一日中部屋にこもって先生のたどったと同じ雛形《ひながた》をそっくり体験しようと決心したのです。『新約聖書』、『旧約聖書』、中山みきの『御筆先《おふでさき》』、岩波文庫のさまざまな仏教の本、立花隆の『宇宙からの帰還』（中央公論社）などなど。光治良先生の三部作の中に出てきた本を全部積み重ね、先生が歩んだと同じ道をたどれば、先生と同じような境地に行けるのではないかと思ったのです。

休暇最後の日曜日の未明、『宇宙からの帰還』を読み終えたときのことです。裏表紙に載っていた「月から見た地球の写真」をボーッと放心して見ていました。神様はいつもこのように、地球の人々やその営みを美しいものとして眺めていらっしゃるのかな……と考えたその瞬間、「自分も背後から見られている」と感じたのです。自分の背後に同じ地球を見ている神様がいて、その視線を感じたのです。しばらくの間、怖ろしくて後ろを振り返ることができませんでした。ただただ畏れ多く、身体はギュッと固まっていました。むろん先生のおっしゃる神を信じる気持ちはあったのですが、初めて自分なりに体感した神の存在でした。

同時に、それまでのもやもやしていた考えから、「病気は治るんだ」という強い確信が心に響いたのです。なんの理由もなく、「病気は治る」と。

現代医療で「病気は治る」と信ずることは、実に革新的で、遠大で、空恐ろしいほどの境地です。喘息は治らない、間質性肺炎も治せない。肺がんも手術ができれば治しているかもしれませんが、完全に治したとはいえません。そんな現実を前に、「治る」という神の領域に属するような絶対的な確信を得たのです。その想いで、私は喜びに溢れていました。

窓の外を見れば、夜が明けて、東の空がうっすらと明るくなっています。私は外に飛び出して、田んぼのあぜ道を歩き出しました。稲が青々と茂っていて、葉の一枚一枚がキラキラと輝いています。あたりの景色全体が輝いているのです。光の中を歩いているようでした。

「なんて美しい世界なんだろう」

力がみなぎり、私は自然と駆け出していました。

「病気が治るぞ、治るぞ」

私の中で意識の変容が起こったのです。深層心理学者のユングのいう「レーベンス・ヴェンデ」、生への転換です。「魂の成長」ともいわれますが、まさに宇宙と融合した一体感を得たような事件でした。

比較するのは畏れ多いのですが、光治良先生は留学中に結核にかかり、フランスのサナトリウム・オートヴィルで実存的変容となる体験をします。先生は死に場所を求めるような気持ちで高原療養所の自然療法を選択し、そこでジャック・シャルマンに出会い、大自然、神の思惑を知り、意識の転換へ導かれます。

以下のような体験です。屋根のないキュールといわれる療養室のベッドに横になって、五時間何も考えずに、眠らずに、ただ呼吸するだけでじっとしている「絶対自然療養」。

フランス北部の吹雪く極寒の冬。氷雪が積もり、寝てしまったら「ベッドが棺桶になる」という難行苦行の療法中のこと——身体が舞い上がり、アルプスの頂へ、死の世界へと運ばれるのです。「自己を捨てるのだ」と吐息した瞬間、これはジャックがいった宇宙旅行と同じだと気づき、力が湧いてきたのです。

「神のよしとする生き方をすれば病気は治る！」

「禅の悟り」のような体験でした。それまでは何ごとも死を前提に考えていたのが、生きることに意識が向き、それによって身体が生へ向かったのです。意識の転換です。それが免疫力を高め、結核は驚異的に改善していったのです。先生は自分を振り返り、心が喜ぶ仕事、創作活動が自分の使命と考え、作家になる決意をしました。

帰国後、先生は文学者として素晴らしい作品を数多く世に送り出しました。一時期、喘息で苦しみましたが、晩年、親神の意志に添って「神シリーズ」を書き始めると、現役のまま、『神の微笑』から『天の調べ』まで全八冊を出版して、九十六歳で生涯を終えられます。先生は、この間元気で、病気らしい病気をしていません。

「神の三部作」では、病気が治るのは当たり前でした。

たとえば、光治良先生には「親神」から作り方を教えてもらった水「神の水」があり、その水で現実に病気を治していました。私もいつか「神の水」をつくれたらいいなと思うようになりました。およそ医者がしそうもないことです。

もちろん芹沢文学は病気治しの文学ではありません。人間がどう生きるかを求める文学です。ただ、その内容から、健康で長生きできる方法を読み解くことができます。

私なりに解釈し、簡単に要約すると、

1．人間は親神がつくったので、誰もが大切な命をもっている。

2．好きなことを自分の使命と自覚し、私利私欲なく忠実に励む。

3．病気になったら、一度意識を無にし、それまでの生き方を反省すると、人生のリセットができる。

これだけです。

つまり、大自然そのものが神であり、私たちはその中で生かされているということです。大自然と調和した生き方をすれば病気にならないし、病気になったとしても、間違いに気づけば治ってしまうのです。右の三点を中心に自然のありのままの姿に注目すれば、そこから本当の生き方を学ぶことができると思いました。

光治良先生がたどった道を歩く

「神の三部作」に触発されて、病気を治す医療への気持ちは高まり、目的がはっきりして、それなりに充実した日々を送っていました。

光治良先生は三部作を書き終えると、その続編『人間の幸福』（新潮社　一九八九年）、『人間の意志』（同　一九九〇年）、『人間の生命』（同　一九九一年）を次々と出版されました。待ちわびるように手に入れて読み、私の心は満たされました。新作が出現するたびに、あの夏季休暇で得た「病気は治る」という超意識が心の奥深くに刻印されていくようでした。

先生はますます昇華して神の境地に向かっているのに、こちらは「病気が治る」境地にはまだまだです。不甲斐ないと感じていました。

先生の作品に出会ってもう二十年以上。ふと、光治良先生に会ってみたいなと思いました。先生は来るもの拒まずと聞いていますから、もし訪ねて行ったら会ってくれるでしょう。でもこちらは、会えるにはふさわしい人間になっていないし、貴重な時間の妨げになるし、夢物語と考えていました。

一九九二（平成４）年の夏のことです。

芹沢光治良文学館の沢田角江さんから、「友の会で先生の〝山の家〟（軽井沢の山荘）に行くことになりました。参加しませんか」と電話をいただいたのです。跳び上がりました。以前から文学館を何度か訪ね、「友の会」に登録していたのです。

先生にお会いできると思うと天にも昇るような気持ちなのですが、いったい何を話したらいいのかと不安も突き上げてきます。最新作の『大自然の夢』（新潮社　一九九二年）を読むと、先生は人の心や将来を見通せる能力をおもちのようです。お会いして対面することになったら、こちらの素性が見透かされそうで、後ろのほうから先生のお姿だけでも見られたらいいと内心日和《ひよ》っていました。

でも考え直してみると、先生は『神の微笑』以来、親様《おやさま》（中山みき）のお話をしばしば引用されることがあり、もし『教祖様』執筆のご苦労の一部でもお話しされるなら、こちらも何かお伝えできるかもしれません。戦後まもなく、先生がバチカンでローマ法王に個人謁見する機会を得たとき、法王はすでに先生のご家族のことを調査済みでした。その話を思い出し、先生の作品を心から理解するには、親様を調べる必要があると思いました。

『教祖様』関連の作品を調べ、先生が足を運んで取材したと思われる場所を選択し、八月十六日、『教祖様』持参で奈良県大和へ出発しました。

先生が歩いた道順に従って、親様を体験する三泊四日の旅。奈良線の車中で女の子が鼻血を出しているのを見て、私はとっさにその子の鼻の根元をギュッとつまんでいました。女の子はびっくりするひまもなく、されるがまま。五分もすると鼻血は止まり、下車するときにお礼をいわれました。たかが鼻血でも、自分の中に他人を治そうという反射神経が備わっているんだなと納得。旅はこんなハプニングから始まりました。

かんかん照りの大和の地。聖地「お地場《ぢば》」の教祖殿と祖霊殿を訪れました。天理教では今日でも教祖殿に教祖様が存命中で生活している、とされています。炎天下に「お地場」から親様の生家、前川《まえがわ》家までの長い道のりを歩き、まるで修行のような一日でした。たまたま十八日は台風接近中で、「山の辺の路」とよばれる田んぼ道で大雨に遭い、びしょ濡れのまま歩きました。自分でも心中おかしく思いながらも、轟々《ごうごう》と流れる小川を見たり、作品の中の情景や物語を思い出したりするのは楽しいことでした。光治良先生の足取りをたどっていたわけですから当たり前です。

光治良先生にお目にかかる

にわか修行を経て三日後の八月二十一日、沼津から団体バスに乗って山の家訪問となりました。山の家は作品にあるとおりの佇《たたず》まいで、林の中で木漏れ日を受けていました。あまり飾り気のない素朴な建物で、初めてなのにとても懐かしい気がします。庭のほうから上がって先生のお姿を探すと、先生は友の会の皆さんに囲まれて小さく胡座《あぐら》をかいておられます。美しい白髪が印象的で、にこやかなお顔で皆さんと親しく話をされていました。沼津の子ども時代のこと、昭和天皇のこと、最近の作品のことなど、話題は尽きません。お昼もおいしくいただき、先生の姿を拝見して声を聞いただけで満足、と悦に入《い》っていると、文学館の伝田館長さんが私の名前を呼んで手招きしています。引き寄せられるように行くと、館長さんが私を、「先生の後輩で、医者をしています」と丁寧に先生に紹介してくれました。

館長さんの横に座り、先生を見つめ、私はなぜか、大きな声を出してこう言っていました。

「先生の文学精神を医療に活かしております」

先生の前でそんなことを言おうとは、思ってもいませんでした。

先生は、「立派な人です」とひと言。そして、「医者にかかったことはない。診てもらえば、検査だ、入院だ、といわれるに決まっている。医者から見れば、いけない人間だね」と笑っていました。

楽しい時間はあっという間に過ぎ、そろそろ帰る時間です。先生は杖をついて庭に出られ、手を振って私たちを見送ってくださいました。私は、先生はまだまだたくさんの作品

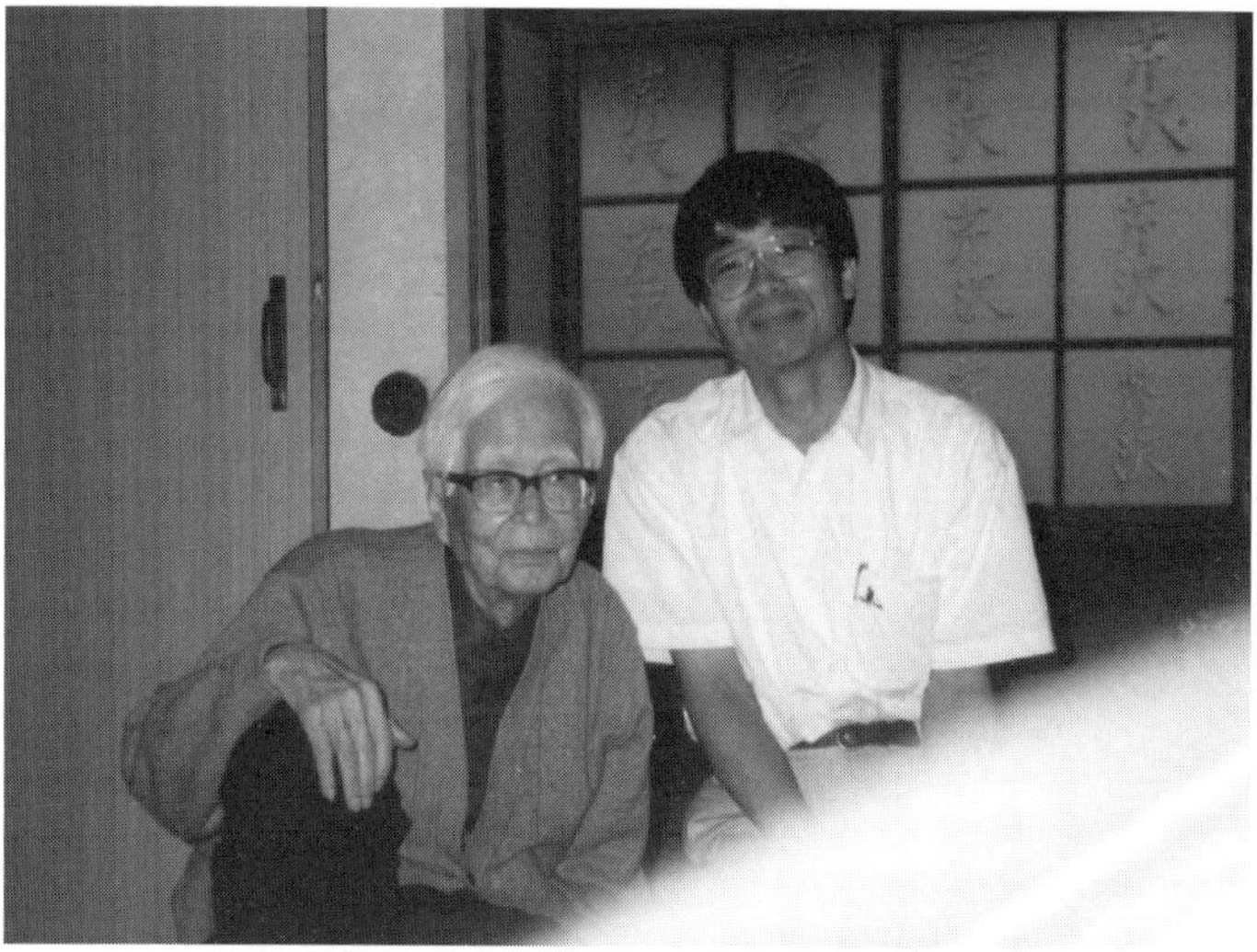

光治良先生（左）と著者。軽井沢の山の家で。

を書いてくださるだろうと思いながら、別れを告げて山の家を後にしました。人生最良の日でした。

家に帰って、どうして私は先生の前であんな言葉を口に出してしまったのだろうか、また先生はなぜ褒めてくださったのか考えました。天職である医療をしっかりやりなさいと励まし、その実行を誓わせたような気もしました。これから芹沢文学の精神を組み込んだ医者になると看破してくれたとしたらこんな嬉しいことはありません。

光治良先生の訃報を知ったのは、その翌年、一九九三年三月二十三日。静かな春の夕の旅立ちでした。

ずっとお世話をされていた三女の文子さんは、光治良先生が突然旅立っていかれたのをこう記しています。「苦しみもなく、まるで枯枝が静かに木から落ちるような自然な安らかな最後なのです」（『天の愛』芹沢文子著　光有堂）

「神シリーズ」には先生と樹木との語らいがよく書かれてありますが、先生の奥様が亡くなったとき満開だった玄関前の老紅梅は、先生亡きあと、そのあとを追うように枯死《こし》したといいます。

「立派な人だ」――先生が亡くなって、山の家で言われた言葉が遺言のように心に残りました。医者としてやっていることを認めてくださったのだろうか？　そう思いながらも、腑に落ちないところがあります。芹沢文学の精神を生かした医療を目指してやっているとはいいえ、こちらはまだまだですから。

夢での再会

それからずっとあとのこと、青木クリニックがオープンして数年経って、なんとか軌道に乗ってきたころです。患者さんが途切れて診察室で一人になったことがありました。疲れていたようでうたた寝をしていると、突然夢の中に散歩している光治良先生が現われ、杖をつきながらこちらに向かって歩いて来られます。

「あっ、光治良先生だ」と駆け寄りました。すると先生は私に、「今日は時間があるから一緒に歩こうか」とおっしゃるのです。嬉しくて一緒に歩き始めると、先生はまた私を見て、突然こうおっしゃったのです。

「あなたが『神シリーズ』を理解しているからだ」

どういうことだろう？　聞いてもいないのに、なぜそんなことを言ってくださるのだろう？　私は立ち止まりました。すると急に先生の後ろ姿は小さくなって、すっと消えてしまったのです。その瞬間、夢から覚めました。

先生が心を込めて書かれた「神シリーズ」を私が熟読したことへの言葉だったと気がつきました。謎が解けて、心が温かくなりました。

時折、先生のにこやかなお顔が浮かぶことがあります。先生は私に「立派な方です」と語りかけてくれます。ありがたくもあり、まだ修行が足りずにいることを恥ずかしくも思います。このごろは、光治良先生の魂のエネルギーが私の魂を共鳴させて、活動できるようにしてくれているのだと感じています。

森次郎に導かれて医者となり、光治良先生に手を引かれて、神の領域で発せられた「病気は治るんだ」を実証すること――そこを目指して私の旅は続きます。

（第2章）

治る医療を求めて

治る医療はないか

『人間の運命』を読み、夏季休暇に実存的変容を経験し、奈良の聖地を歩いて光治良先生の足跡をたどった私は、道しるべの明かりが灯ったように、それまでの自分とは少し違う人間になったようです。目標がはっきりしたのです。人を治せる医療、人が治る方法は必ずあるにちがいありません。

日常の診療以外のすべての時間を「病気が治る」探求にあてました。自分の時間をもつためには研究会や学会への出席を断らなければなりません。これは医局のリーダーには不逞《ふてい》な行為と映ったようです。流れに逆らった私は、ただのぐうたら医師でしかなく、当然のように破門、医局の呼吸器内科から追い出されました。

異動した富士市の共立蒲原総合病院では、研究会や学会の活動はありません。これまでと違ってのんびりとした環境で、ようやく自分の時間がもてたのは幸いでした。病気治しへの挑戦開始です。

そもそも病気治しに常識なんてありません。

光治良先生の『教祖様』や『人間の運命』には、親様中山みきの病気治しの逸話がたくさん出てきます。

四歳になっても立てない子どもを抱き寄せて足をさすり、腰に息を吹きかけると立って歩いた。盲目の人の両目を片方ずつ舐めて、肩をなでつけると目が見えるようになった。不妊の女性には神様に祈らせて、水をあげると、間もなく男の子を授かった。高い熱を出した子どもの親には心得違いを諭し、親様が子どもを抱いたとたん、熱が下がった――などなど。

天理教の成功は、教祖中山みきの病気治しによって多くの信者が集まり、奈良・大阪から全国に広がったという事実があります。その流れでいえば、光治良先生も、神の水を手づくりして親しい人の病気を治したことがあります。

私は医者の端くれですから、実証を重んじます。中山みき流の神がかった方法で「治る医療」を探求してきたわけではありません。臨床で実証できる医療、実証的、現実的な方法で行なえるなんらかの医療があるはずです。よし、それなら、「治る療法」をさまざまな分野から研究しよう、その手掛かりを探そうと思いました。

まず身体をつくる食べ物が基本だと思い、食事療法を調べてみました。

食養生の元祖といわれた石塚左玄《いしづかさげん》医師（一八五一～一九〇九）、マクロビオティックの提唱者、桜沢如一《さくらざわゆきかず》先生（一八九三～一九六六）。二人が掲げる食養生は玄米菜食が基本です。さっそく始めてみました。栄養面の問題はなく活用できそうでしたが、あまりに厳格すぎて味気なくも感じました。

次は西式健康法に向かいました。西勝造先生（一八八四〜一九五九）が現代医療に反発して創設したものです。若いころに下痢と風邪を繰り返し、医者からこのままでは二十歳まで生きられないといわれた西先生は、自ら健康法を研究、実践し、回復しました。生食と菜食中心の食事、少食、断食、正座での合掌行、身体の歪みを修正する金魚運動のほか、背骨を矯正する木枕や板製の平床寝台などの健康法を提唱しました（『断食法　西式健康法―理論と実際』西式サービス出版事業部）。私も平床寝台で寝ていた時期があります。とてもユニークな療法ですが、まるで修行僧のようでした。榛原《はいばら》総合病院にいた当時、私は西式健康法を五年ほど実践していたのですが、あるとき町の駅伝大会があり、一般のBクラスで出場しながら、先にスタートしたAクラスのランナーたちをごぼう抜きにして、みんなを驚かせたことがあります。人並み以上のスタミナが出ることが分かりました。

甲田光雄医師（一九二四〜二〇〇八）にも影響を受けました。食事療法と断食を合わせた西式健康法を取り入れ、多くの難病を治した方です（『奇跡が起こる半日断食』マキノ出版）。その著書にたびたび登場する「仙人2号」のMさんとは森美智代さん（『食べること、やめました』マキノ出版）のことで、森さんは甲田先生の指導を受けて、難病の脊髄《せきずい》小脳変性症を克服しています。私もこの健康法を実践しましたが、確かな効果がありました。健康の秘訣はやはり少食であると分かりました。

食事療法を実践していくと、おのずと農薬や化学薬品に汚染されていない食品を選択することになります。無農薬の食材を調達しようとなり、必然的に自然農法に関心が向かいます。福岡正信さん（『自然農法・わら一本の革命』柏樹社）や、川口由一《よしかず》さん（『妙なる畑に立ちて』野草社）の本を熟読しました。

川口さんは自然農業の大家といわれていますが、もともとは普通の農家で、農薬と化学肥料を使った一般的な農業を行なっていました。朝日新聞の連載小説『複合汚染』（有吉佐和子著）を読んで、農薬や化学肥料の恐ろしさを知ります。自然農法への想いを巡らしていると、自分も家族も農薬に蝕まれているのが分かりました。身ごもっていた奥さんは子宮筋腫と診断され「子宮ごと摘出しないと命はないですよ」と告げられます。

奥さんも子どもも失いたくありません。なじみの鍼灸師《しんきゅうし》に「なんとか治してほしい」と懇願すると、漢方医学にその救いの道はあるかもしれないと教わり、漢方の本を買い集め、独学で研究しました。そして見事、奥さんの子宮筋腫を漢方薬で治し、赤ちゃんの命も救うことができました。そのあとも二人のお子さんを授かっています。現代医療では治らないといわれた病を漢方で治したわけです。

川口さんはその体験から、「すべては大いなる自然の巡りに生かされていて、その力がすべてを助けてくれる」と認識し、農薬も肥料も使わない自然農法で生きることに確信を得ます。

川口さんの体験談を読んで、私の気持ちは東洋医学に向かいました。それまで私は「科学的根拠がない」と言われていた東洋医学を無視していましたが、なにがなんでも病気を治さないといけません。漢方の本には、実際に病気を治したという記述がたくさん出てきます。「治る医療」を求める私が進むべきはまず東洋医学です。自然農法で畑を耕しながら、東洋医学で人を治せたらいいな……などとぼんやり考えていました。

東洋医学──漢方へ

一般に東洋医学とは、二千年以上前に中国で発祥し、中国・韓国・日本の地域で発展した伝統医学をいいます。奈良時代に日本に伝わった中国の医学が、江戸時代になって「漢方」として独自の発展を遂げました。「漢方」は中国の医学と思われがちですが、中国の伝統医学である「中医学」とは異なり、日本漢方として発達した日本独自の医学です。明治時代になって西洋医学が台頭するまでは、日本で医学といえば漢方でした。西洋医学が臓器ごとに細かく分析し、悪いところを取り除くのが得意なのに対して、東洋医学では人間の体質などを全体的にとらえて、自然治癒力を向上させることを得意としています。なるほど、これこそ「治す」医学だと感じていると、タイミングよく東洋医学会から静岡県下で開かれる漢方講習会の案内が届きました。この機会にしっかり漢方を学ぼうと、医大受験のときと同じように勉強計画を立て、文献を集め、講習会に備えました。

中国の古典『傷寒論《しょうかんろん》』や『金匱要略《きんきようりゃく》』を手に入れて解説本と照合しながら読み、明治時代の大家、浅田宗伯《あさだそうはく》の『老医口訣《ろういくけつ》』や『勿誤薬室方函口訣《ふつごやくしつほうかんくけつ》』、昭和の大家、大塚敬節《おおつかけいせつ》の著作などを読みました。この下準備のおかげで講習会はそれほど難しくなく、物足りないほどに思えました。

遅まきながら漢方を学んでいくと、西洋医学よりも、日本の風土や気候、日本人の体質に合わせてつくられた漢方のほうが身体に優しく働くのが分かり、私の気持ちはどんどん西洋医学から離れていきました。目指すは江戸時代の漢方医学の一派、「古方派《こほうは》」の達人たちの境地です。

古典には「私の先生はあれも治した、これも治した」という記述がたくさんあります。こんな逸話が目に飛び込んできました。

腹痛で寝たきりになった病人が担ぎ込まれます。師匠はその病人を診ると、薬も出さず、家で休みなさいと帰してしまいます。弟子たちが不思議がって尋ねると「二日後に葬式が出るよ」とひと言。そのとおり、病人は二日後に亡くなります。これは助からないと判断して、何も治療しないで家に帰したという話です。

達人ともなれば死期を正確に診ることもできると知り、「治る医療」はここにあり、とますます漢方にのめり込んでいきました。

漢方にはさまざまな派閥というか流儀があって、どれかの閥に入って学ぶのが通例のようですが、私は独学で古方派を学んでいきました。古方派では古典の『傷寒論』や『金匱要略』を大切にし、より日本人に合う独自の治療法を模索します。観念論を嫌って理論を排し、自覚症状と身体の表面に現われる、はっきりと判断のつく症状を重視して治療方法を決定しよう——とする考え方が基本にあります。

『傷寒論』には、主に急性の病気の症状と経過、それに対する漢方薬治療が、『金匱要略』には慢性疾患の治療が記述されています。風邪も、下痢も、食あたりも、高熱も、頭痛もめまいも「治る、治る」とあります。

診断方法は「四診」です。

○身体全体の症状（熱、寒さ、汗、睡眠、飲食、大小便など）について聞く「問診《もんしん》」。

○脈に触れたり、お腹を触って診る「切診《せっしん》」。

○患者の声やその匂いから、呼吸や胃の状態、出血や化膿を診る「聞診《ぶんしん》」。
○顔色、舌、体型、動作を目で診る「望診《ぼうしん》」。
私はこれらを独学で学び、診療現場で実践してみました。日本漢方では特に切診（脈診と腹診《ふくしん》）を重視し、漢方薬を選択します。漢方を系統立てて詳細に学んでいくと、自然と漢方薬の選択ができるようになりました。

まず脈診です。脈に触れ、丁寧にあれこれ身体の具合を尋ねていくと、自然に漢方薬が頭に浮かんでくるようになるのです。次に腹診すると、手に触れる腹部の硬さや臓器の位置で、どんな漢方薬を使えばいいか、これもおのずと答えが出てくるのです。あるポイントで、脈とお腹から出る「気」と、漢方薬の「気」が一致する感覚があり、頭にパッと浮かんでくるのです。ですから漢方薬の選択は、それほど難しくありませんでした。

漢方の力

おもしろくなって、実践的な漢方の講習会によく出席するようになりました。講師の先生方のさまざまな生薬《しょうやく》の処方内容を聞くと、これが素晴らしい。なるほど効きそうなので、真剣に学びました。

漢方薬には、生薬とエキス製剤があります。

生薬は、天然に存在する薬効をもつ動植物、鉱物由来のものです。個人の症状に合わせてその種類を組み合わせ、量をさじ加減で処方できるので、オーダーメイド治療に使われます。これに対してエキス製剤とは、生薬の種類と量を定められた処方に従って調合し、煮出し、それを顆粒《かりゅう》にしたものです。

漢方の問題点は、効力のある生薬を簡単に扱えないことです。一般の病院では、処方の少ない生薬を院内薬局には置いていません。簡単に手に入る既成のエキス製剤しか使えず、どうしても限界があります。

学びが深まるにつれ漢方医として腕も上がったようで、漢方は「治る医療」としてかなり有効であると分かってきました。当時勤務していた共立蒲原総合病院で、漢方を使った医療を率先して実践していきました。

たまたまその病院に、重度の喘息でステロイド漬けの状態で五年も入院していた女性がいました。ステロイド剤の点滴と酸素吸入に依存する治療が延々と続き、一生退院できないともいわれていました。私は彼女の病状に取り組みました。漢方です。漢方薬局から生薬を取り寄せ、彼女の病状に合わせたオーダーメイドの処方をしてみたのです。その間、ステロイド剤を止めました。それが抜けると彼女の病状は一気に良くなり、元気を取り戻しました。退院できたときには、私は心から漢方の力に感謝しました。「治る医療」の第一歩として、漢方への信頼はますます深まりました。のちに私が独立し青木クリニックを開業すると、彼女は私の頼もしい伴侶として活躍することになります。

そうこうしていると、漢方医としての実力をちょっぴり認められたのでしょうか、一九九三年、東洋医学会静岡県部会の事務局責任者になっていました。


同じころ、愛知県刈谷市の広瀬クリニックの広瀬《ひろせ》滋之《しげゆき》先生から、漢方医学講習会「三河湾セミナー」の招待状が届きました。漢方をはじめ、さまざまな代替補完医療のエキスパート陣が講師として選ばれ、参加者も厳選されたという全国規模の講習会です。広瀬先生は広く知られた漢方の名医で、たくさんの著書もあり、講義は大人気でした。先生は優秀な漢方医を多く育てようと、夜まで続く講義と実技の二泊三日の勉強会を破格の参加費で企画してくださったのです。

当時先生は、毎日二百人の患者さんを夜の十時半まで診ていらしたそうです。多忙な時間を割き、セミナーの赤字分をポケットマネーでカバーし、懇親会には私たちのために高価なお酒まで用意してくださいました。

先生のすごいところは、「怪しげな医療でも試してみなければ分からない」としてチャレンジするところです。また、臨床医学のデータを取り、それをすべてオープンにして、新しい知識をどんどん教えてくださいます。広瀬先生が骨身を惜しまず貢献されてきたことに感謝の気持ちでいっぱいです。その勉強会に参加できただけでも名誉なことなのですが、それもこれも広瀬先生の漢方医学に対する情熱があってのことだと感じました。

先生は二〇一〇年にお亡くなりになりました。漢方界の大きな存在を失ったことに胸が痛みます。

矢山利彦先生との出会い

「三河湾セミナー」の講師陣の一人に、熊本県の公立菊池養生園診療所の園長・竹熊宜孝《たけくまよしたか》先生の名がありました。薬は出さない、注射もしない。漢方・鍼灸・食事療法で東洋医学的治療をする一方、住民の生活習慣病健診や健康診断は現代医療で行なうという独自の医療をする方です。おもしろいのは、診療活動のかたわら「百姓医者」として地域の人たちとともに〝いのちと土を守る運動〟を起こして農薬の害を訴え、有機農業に取り組んでいること。これぞ私の理想とする姿です。ユーモア溢れる熊本弁の語り口で、竹熊先生の講義が一番の楽しみでした。

さて参加してみると、なんと漢方講習会なのに機器を使う先生がいます。これにはびっくり。佐賀の矢山利彦先生です。自分で開発したというピーピー音が鳴る機器を持ち込み、それを駆使しながらの実技と講演です。機器の名前は「ゼロ・サーチ」。それを使って経絡の気の流れを診断し、そこから漢方薬を選択して、痛みや症状を取るというのです。

卓上の小さな黒いボックスに1メートルほどのコードが繋がり、その先端に10センチほどの「プローブ」とよばれるセンサーが付いています。そのセンサーで、人体に流れる気を測定するというのです。

矢山先生は参加者の一人を隣に立たせると、センサーでその人の体表を流れる気の方向を探って示し、「気」が確かに存在することを説明していました。本当かな？　眉唾ものだと思いました。

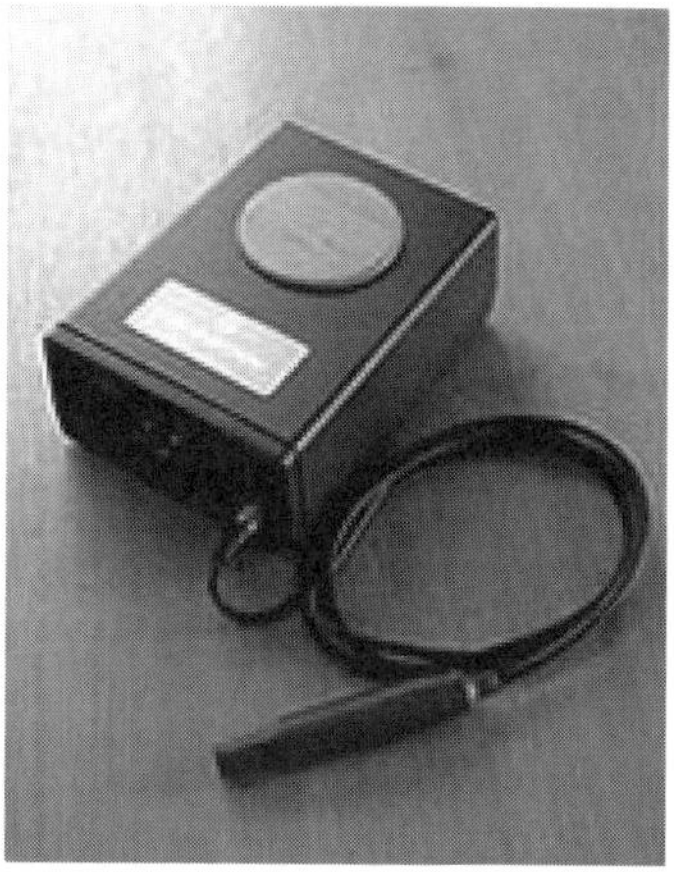

ゼロ・サーチ（矢山クリニックホームページより）。

漢方の基本は、手を触れて診察する脈診と腹診です。その上で漢方薬を処方するのが通常ですから、矢山先生のように機器を使うなど、私の学んだ感覚からいえば論外です。一見、怪しいものと映りました。

現代医学では「気」の存在は認められていません。二〇〇〇年当時、現代医学に組み込まれたばかりの東洋医学では、病理上での「気」「血」「水」のうち、一番重要と思われる「気」は、理論上あるものとして扱われていました。

矢山先生は、その「気」の存在を前提に、「人間は物質体にエネルギー体が重なった存在」として、エネルギーボディの状態を知るための方法論を話されたのです。エネルギーボディとは、身体を縦横無尽に走る気エネルギーの流れであり、命そのもの。気を感知するゼロ・サーチを使って診療するという、これまで聞いたこともない医療を堂々と提示したのです。

気の流れを前提とした矢山先生の講演内容は、意外や意外、私の頭にすんなりと入ってきました。というのは「神シリーズ」で、光治良先生が樹木と対話をしていた話を読んでいたからです。

シリーズ第一巻『神の微笑』には、老年の光治良先生が自宅の庭や軽井沢の山荘で、泰山木《たいさんぼく》や楓《かえで》などの樹木が自分を激励しているのを知って驚くエピソードがあります。もちろん樹木が実際にしゃべったわけではないでしょう。でも先生はちゃんと樹木からの言葉を聴き、先生もそれに応じ、会話できることを発見したのです。樹木が先生に向けて気を発し、先生はその気を受け取る……これが気の交流です。それを読んでいたという下地もあり、私は気の流れが存在することをごく自然に受け止めていました。自然界ではすべてのものが気の流れという波を奏でているにちがいない。人間も植物も動物もすべて気を放ち、互いにやり取りしているのだと。

勉強会で心に残ったのは、矢山先生の笑い声でした。矢山先生は、竹熊先生の楽しい講義に豪快に笑い、その場で先生の著書をどっさり買い込み、嬉しそうに身体を揺らしていました。その人間性はとても魅力的に映りました。そして、漢方の世界では〝あり得ない〟機器を堂々と持ち込み、力《りき》を入れて話す説得力のある内容に、私は「この先生は真実を語っている、これは本物かもしれない」と思ったのです。

ゼロ・サーチ体験

帰宅してさっそく、矢山先生の『気の人間学』（ビジネス社）を購入し、丁寧に読みながら気について勉強しました。

本には、気を体感する第一歩は「気のボール」をつくってみること、とあります。さっそく試してみました。まず手のひらを何度かこすり合わせ、両手を近づけると、少しジンジンした感じが分かります。次にその両手の間に、ふわっとした丸くて白いソフトボール大の気のボールをイメージでつくります。すぐにそれを感じるようになりました。

気の存在を確信できるようになると、改めて矢山先生の講演内容が腑に落ちます。全部本当のことだと理解すると、ゼロ・サーチを使った医療を実際にやってみたいという意欲が湧いてきます。これで自分の医療が変わるかもしれません。気持ちが明るくなりました。

まもなく、その矢山先生から研究会の案内状が届きました。矢山先生率いる「ドクターヒーラー研究会」の東京での第一回目の講座です。「ヒーラー」というスピリチュアルな名前にちょっと驚きましたが、光治良先生も晩年にヒーラーとしての力を発揮していたので、その言葉も魅力的に感じました。

さっそく申し込みました。人間を「波動を放つエネルギー体」と見る未知の医学の扉に手をかけたのです。席につくと、目の前に例の黒いボックス「ゼロ・サーチ」があります。矢山先生は得意満面の表情で、ゼロ・サーチの解説を始めました。

当初、先生は脈診で患者さんの身体に流れる気を診ていたのですが、自分の体調が良くないと、その流れを正しく診られないことに気がついたそうです。つまり自分自身の気がニュートラルに流れていないと、相手の気を診ることができません。ニュートラルとは、ストレスや緊張がなく、心も身体もゆったりした状態です。といっても医者も人間。悲しんだり喜んだり、ときには気分も揺らぎます。矢山先生は、常にニュートラルで再現性のある、誰でも気を診ることができる機器はないだろうかと考え、試行錯誤しながらゼロ・サーチを試作したのです。

ゼロ・サーチを使えば、気を感受する能力が人間の十万倍～百万倍に拡大するといいます。つまり微細なエネルギーである気を十二分に感知することが可能になるのです。

使い方はこんな具合です。

ゼロ・サーチのプローブを軽く持ち、相手の身体の表面を経絡に沿って動かし、気の流れを探っていきます。健康な身体であれば、上から下に動かすと、経絡の流れに乗ってスムーズに動きます。つまり気の流れに沿ってプローブが自然にその方向に動くのです。障害があると、プローブがつっかえたり、大きく歪曲したりして、異常を示します。これで身体に流れる気の動きを読み、障害となっている部位を特定するのです。

気感を育てる

さっそく私もゼロ・サーチを作動させ、プローブを手に取って気の流れを感じてみようと試みました。でもプローブが動いてくれません。自分の意識でプローブを動かしているようで、何も感じられないまま講座が終わりました。

ゼロ・サーチを自在に駆使するには、プローブからの気を自分の指で感知しないといけないようです。なんとなく「気は存在するんだな」という程度では無理のようです。気感、つまり気を感じる感覚を育てないことにはゼロ・サーチは使えないのだということが分かりました。

漢方では、身体の内外にある経絡という気の流れの通路と、全身に存在する三百六十余りのツボ（気の出入り口）の概念を学びます。しかし漢方を学んだとしても、気の流れやその出入り口を実際に感知する人は少なかったようです。

矢山先生のような達人ともなると、経絡を意識するだけで気の流れを感知できるのでしょうが、概念を知っただけでは、ビギナーにはどうにもなりません。まず手指の気感を目醒めさせることが先決のようです。

何ごとも実践です。『気の人間学』にある「気の元気玉」を作ってみました。

まず銅線をピンポン球サイズに丸め、それをティッシュペーパーで覆い、さらにアルミホイルで包み込みます。その表面をさらに銅線で毛糸玉のように巻き、全体に巻き終わったらまた表面をティッシュペーパーで包み、さらにアルミホイルで覆います。この一連の作業を五回ほど繰り返し、その厚みを増やし、ソフトボール大の球になったら気の元気玉のでき上がりです。

けっこう時間をかけて作ったのですが、あれ、何も感じません。三個目ぐらいになってようやく指先に電気の流れのようなものを感じました。近所の物販店にあった銅線を全部買い占め、五個目、六個目ができたころには、手のひらに電流がビリビリと走りました。おもしろがって作っていたら、元気玉は十個になっていて、指から血がにじんでいました。手指の感覚がスタート時点とは全く違っていて、つい「すごい！」と声をあげました。最初の一歩です。

気功の実践と瞬間無重力

研究会では、ゼロ・サーチを使った実演講義のほかに、必ず気功の実践（動功）がありました。気功をすることで身体の気の流れが良くなり、気を体感しやすくなるといいます。基本は、片足を前に出して両腕を揃えて前後に振る「スワイショウ」。それから、身体の正中線上に気を巡らす「小周天気功」と、螺旋《らせん》の動きで天地の気を取り込む「大周天気功」。気のボールをお腹の前で抱え、身体を緩めて立つ「立禅《りつぜん》」。木刀を振り下ろす「刀気《かたなき》功《こう》」などです。

おもしろかったのは「瞬間無重力」を出す簡単な気功です。これはスワイショウがもとになる振り子の運動で、両腕を前後に振ると同時に、腰が前後に、背骨がしなるように動きます。前にはね上がった両腕が頂点に達して下りるその瞬間、無重力になって、ぱっと気が出ます。これを、右足を前に、次に左足を前に、両足揃えて、の順で五～六分間繰り返します。

続いて簡単なジャンプです。軽く上にピョンピョン跳び上がる動きを二百回ぐらい続けます。身体が落下する瞬間、無重力になるのですが、膝を柔らかく曲げて、うまく落下時間を長くできると、気がぱっと出ます。振り子運動は背骨の前後運動、ジャンプは上下運動にもなります。

山登りをしていたころ、下り道だけ異常に人より速かったのに気がついていました。無意識に一瞬身体が浮くように足を動かし、無重力を楽しみながら歩いていたようです。どちらも単純な連続動作ですが、私は今でもこの気功を毎朝欠かさずやっています。

そういえば二十年以上も前のことですが、早朝に奈良吉野の修験の道を歩いていたとき、修験者が山を降りてくるのに出くわしたことがあります。目の前を疾風が通り過ぎたかのような速さでした。あとで知ったのですが、その方は大峯千日回峰《おおみねせんにちかいほうぎょう》行を二回も達成された柳澤眞悟阿闍梨《あじゃり》でした。千日回峰行は、往復48キロの山道を百四十三日間連続で、しかも八年間歩き続けるというものですから、尋常の人間技ではできないものです。きっと気功の達人なのでしょう。

ゼロ・サーチ

矢山先生は講義の中で、気感を育てる方法を次々と教えてくれるのですが、それよりも「ゼロ・サーチを早く使えるようになりたい」という気持ちが先に立ち、ゼロ・サーチを操る先生の手つきと腕の動き、目の動きを食い入るように見ていました。「習うより慣れろ」です。

ゼロ・サーチをそれとなく扱えるようになったのは、研究会に参加して三カ月ほどしてでしょうか。俄然、おもしろくなってきました。

ゼロ・サーチの訓練は一人でするよりも、対象となる相手がいるほうが効果があります。早く矢山先生のように使えるようになりたいと、さっそく自分の医療現場に持ち込みました。当時勤めていたのは公立の総合病院なので、許可を取らなければなりません。とはいえ怪しげな機器を西洋医学の現場で使うなんて許されるはずもありません。心が広くてゆとりのありそうな患者さんにお願いして、内緒で使ってみました。患者さんは格好の練習台だからです。

障害のある部位はすでに明らかなので、プローブをその悪い部分に沿って動かしてみれば分かるはずです。胃が悪ければ胃の経絡の流れが、肺が悪ければ肺の経絡の流れが歪むはず。しかし、これが難しい。使ってはみたものの、手にしたプローブの流れが歪むべきところで歪みません。それでも使わないことには上達しませんから、外来診療にどんどん持ち込みました。

何度か実験し、なんとなく直観的に「これは使えそうだ」と思ったころです。患者さんから「わけの分からない治療を受けている」という苦情が院長に届いたらしく、「妙なものの使用を止めるように」と言われました。私は「分かりました」と言いながらも使い続けました。この分野で身を立てようと思っていたので、簡単に諦めるわけにはいきません。再三注意を受けたあと、「それでは病院を辞めよう」と覚悟を決めました。院長は「怪しい機器の使用を止める」と解したらしく、多少の行き違いがありましたが、結局、私は病院を辞めることにしました。先のことは何もなし。残るは開業しかありません。

矢山先生はすでに二年前に開業なさっています。先生のクリニックに見学に行くと、堂々たる構えです。私はもう少しこぢんまりした医院を、というイメージです。でも、場所も青写真も資金もなく、まだまだです。

ところが不思議なことがあるものです。新しく研修医制度が始まり、中堅医師は重要な人材となっていました。大学医局は研修病院としての立場を充実させるため、地域の関連病院へ派遣した医師を引きあげさせたからです。病院は医師不足になり、私はまた院長に呼ばれました。こともあろうに「もうちょっと働いてくれないか」

ゼロ・サーチで本当に病気を治せるのだろうか、まだまだ不安があります。院長の慰留は渡りに船です。ゼロ・サーチの使用については見て見ぬ振りをしてもらい、一年を限度と決め、密かにゼロ・サーチ診療の訓練を続けながら、開業準備を整えました。

一年後。いざ退職すると、年金が下りたのにはびっくりしました。大学病院での厚生年金、公立病院での共済年金、さらに新聞配達をしていたときの数カ月の厚生年金もあって、ちょうど合計ぴったり二十年間の勤務で退職年金が下りることになったのです。元気が出ました。

第3章 バイオレゾナンス医学へ

矢山利彦先生のすごさ

「人は治る」医学の手がかりを探して私がたどり着いたのは、矢山利彦先生のドクターヒーラー研究会。人間を「物質の身体にエネルギー体が重なった存在」として診る医学研究会です。矢山先生に初めてお目にかかったのは、先生が三河湾セミナーの講師として登壇されたときですが、こちらは世間知らずで業界知らず。経歴も何も存じ上げません。でも、なぜか先生の考え方にぐいぐい引き寄せられました。

矢山先生はとてもユニークな医者です。九州大学医学部を卒業した優秀な外科医。メスで腫瘍を完全に取り除き、自分でも満足のいく治療をするのですが、あるとき、はたと悩みます。再発して戻ってくる患者さん、亡くなる患者さんが頻出するのはなぜだろう？　手術は完璧だったのに、どうして病気を治せないのだろう？　悩みに悩みます。

先生は理系の現実的な考え方から、たとえ理由が不明でも「治るのが実証できればよし」として、東洋医学や気の研究に目を向けました。漢方を習得し、臨床で積極的に採用していきました。

ドクターヒーラー研究会当時、先生は佐賀県立病院好生館外科医長と東洋医学診療部長を兼務し、気に焦点を当てた研究を続けていました。もともと武道に精通していた先生は気功を学び、東洋医学を独自に探求し、それが名著『気の人間学』へと結実しました。

先生はもともと工作が大好きなラジオ少年でした。おもしろいと思ったらとことん追求するタイプで、その天才的なひらめきと独自の素質から、気を感知するゼロ・サーチを考案。東洋医学の十二経絡と督脈、任脈を気の流れの通路と看破し、ゼロ・サーチが使えれば、誰でも気の流れを観測できるとして、治療に応用したのです。矢山先生はこの医療を広めようとドクターヒーラー研究会を発足させ、佐賀と東京でセミナーを開催していました。

その出発点は「人はなぜ病気になるのか」という問いです。

そこから「どうすれば病気は治るか」へと向かい、さらに「原因を取り除けば、病は治る」に至ります。原因解明を目的にした新しい方法論です。矢山先生はドイツ振動医学を学び、パウル・シュミット博士（一九二二〜一九九四）が開発した波動機器「レヨメーター」（振動数・周波数を測定する機器）を採用し、「治る医療」へ進みました。

現代医学の現状では、最新の検査で調べて病気の原因が分からないと、もっともらしい病名をつけ、「治す方法は分かりません」と宣告し、症状を和らげる薬を出す――これが、おおかたの病院で行なわれている常識的な流れです。

そこに登場した、ゼロ・サーチを使って気の流れを診て、病因を追究する矢山先生の方法はこれまでにないものでした。

ゼロ・サーチとレヨメーターの併用

一九七〇年代のドイツ、「人間は波動を出す存在」としてアプローチする、いわゆる「振動医学」が現われます。そこにはまず、マクロ的な大宇宙から超ミクロ的な素粒子世界まで、「すべての物質は固有の周波数で振動、共鳴している」というレゾナンス理論があります。

振動医学の創始者であるシュミット博士はもともとトンネル技師でした。彼は、掘削《くっさく》前に障害物を確認する方法として、地中にある鉱物や水脈が出す波動を感知する「ダウジング法」を使っていたことから、この技術を使えば、波動を発している人体にも適応できるにちがいないと興味をもったのです。その後、多くの医師たちと共同研究を行なった結果、人体の各臓器や器官がそれぞれ固有の振動数を発していること、また、すべての病気も固有の周波数を発していることが分かり、その波動の共鳴を調べることで、病気の診断が可能になったのです。

シュミット博士は周波数を発信する「レヨメーター」を開発し、健康器具として売り出しました。目盛をある特定の周波数に合わせれば、レヨメーターの端子からその周波数が出ます。身体に良い周波数を出して、端子を通してその周波数を身体に送り、共鳴させることで健康にしようとするのが狙いです。

矢山先生はこの機器の特長を利用し、同時にゼロ・サーチを併用すれば、病因を追究できるはずだと考えたのです。つまりレヨメーターの端子から病気の原因物質の周波数を出し、それに反応する気の流れの変化をゼロ・サーチで感知するというわけです。

レヨメーターで特定される物質の振動数の例

生体内異常

炎症反応（CRP）	86.50
ノルアドレナリン	78.90
アドレナリン	44.40
アセチルコリン	21.20
セロトニン	89.90
テロメア	14.27
腫瘍マーカー（c-fos）	7.96

不適合金属

水銀（Hg）	94.85
アルミニウム（Al）	51.85
鉛（Pb）	44.70
鉄（Fe）	52.20
ニッケル（Ni）	43.60
コバルト（Co）	39.45
クロム（Cr）	37.87
マンガン（Mn）	50.94

病気には原因があります。病因となる物質やウイルスなどの周波数が分かれば、その周波数をレヨメーターの端子から出すことができます。身体がその周波数と共鳴すれば、病気の原因と推定できます。共鳴反応は気の流れの変化として表われるので、矢山先生はそれをゼロ・サーチで診断できると考えたのです。

こんな具合です。まず患者さんにレヨメーターの端子を握ってもらい、目盛を予想される病気の原因物質（ウイルスなど）の周波数に合わせます。次に、その状態のままゼロ・サーチで患者さんの気を測定します。

もしゼロ・サーチに反応があれば、その物質が病気の原因と推定できます。それだけではなく、ゼロ・サーチのプローブを動かすことで、身体のどの経絡、どの部位に起きているのかも感知できます。この二つを併用することで、病因究明が画期的に進歩しました。「原因を追究する」プロセスが具体的になったのです。

まだあります。矢山先生は治療方法も探求しました。たとえば病気の原因の一つに、歯科治療で使われる不適合金属があります。それが体内に沈着すると、さまざまな病気を引き起こす原因となります。これに対して矢山先生は、その不適合金属を除去する漢方薬（抗メタル湯）を開発しました。同様にウイルスやカビ、化学物質など、種々雑多な原因に対してもそれぞれ漢方薬や抗生剤を選択し、臨床で多くの患者さんに処方し、治療実績

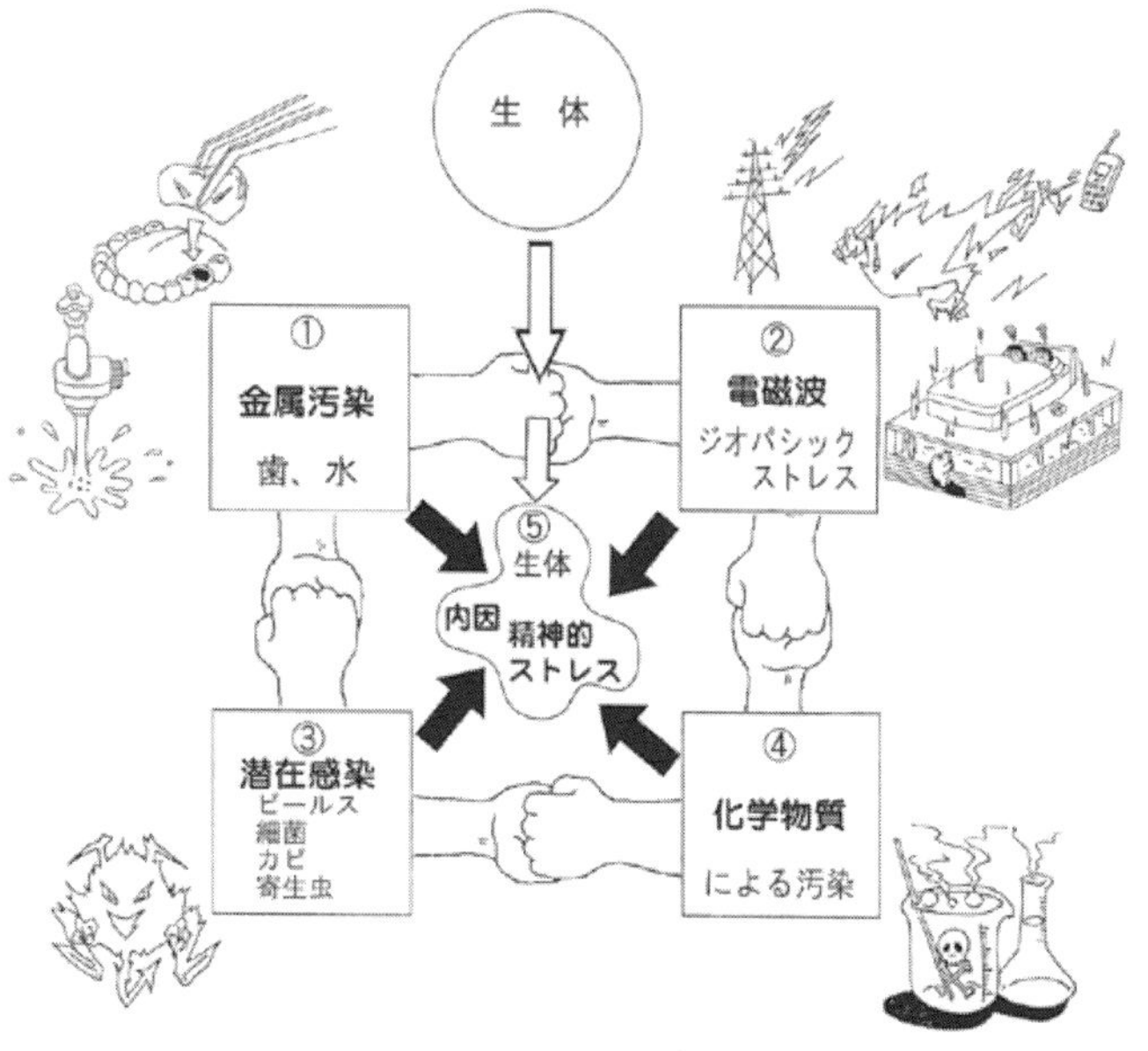

五つの病因論（コスミックエナジー研究所ホームページより）

を上げていきました。明らかになった事柄を矢山先生は集約し、研究会でその結果をオープンにしました。

こうして、病気の原因を追究して除去するという「病気を治す」概念が確立しました。さらに新たな病気のほとんどの原因が慢性疾患にあることを突き止め、矢山先生はそれらを「五つの病因論」としてまとめました。

五つの病因

ドクターヒーラー研究会時代、矢山先生はゼロ・サーチを使って一万人以上の患者さんを診察し、病気を引き起こす原因を探し当てました。それを五つのグループに分類して「五つの病因論」として発表しました。

その五つの病因はタッグを組んで病気をつくり、ほとんどの慢性疾患の原因はここにあるというのです。それらは現代の医療機器では検知できないものばかりで、それだけでも驚きですが、矢山先生はその対策も周到に用意しました。

病気はある日突然、現象として現われます。矢山先生は、病気は突然生じるものではなく、ドミノ倒しのようなものだといいます。最初は小さなドミノでも、最後には大きなドミノがバターンと倒れる。西洋医学は最後に倒れたドミノを立て直すようなもの。つまり表面に現われた症状だけ診るようなものです。バイオレゾナンス医学は、倒れたドミノの元をたどり、一番最初に倒れた小さなドミノに注目します。それが病気の原因です。最初のドミノ、つまり病気になる出発点には五つの種類の原因があるというのです。

こうなります。

1. 金属汚染。
（歯科治療で使われるアマルガムやパラジウムなどの不適合金属、汚染された水に含まれるカドミウムや水銀、鉛など）

2. 電磁波。

（電子レンジ、携帯電話、ハイブリッドカー、送電線などから発せられる電磁波、水脈や断層から発せられる有害なエネルギー）

３．潜在感染。

（ウイルス、細菌、カビ、寄生虫など）

４．化学物質。

（防腐剤、農薬、ホルモン剤、界面活性剤など）

５．内因。

（会社や学校など人間関係から受ける精神的ストレスなど）

金属汚染

金属汚染による障害の代表的なものに、高度経済成長期に起きたイタイイタイ病や水俣病など、メチル水銀化合物による公害があります。現在の金属汚染源は、ほとんどが歯科治療によって口の中に詰められた生体に不適合な金属（パラジウム、アマルガムなど）です。

こうした不適合金属が口腔内にあり、唾液に晒《さら》されていると、ガルバニック電流（唾液が電解質となり、異質な金属の電位差で起こる電流）を発生させて、交感神経は緊張状態になります。不適合金属が溶け出すと金属イオンが全身に溶け、血流の悪い部位に蓄積されます。脳の場合なら、うつや認知症。皮膚なら皮膚炎。関節ならリウマチ。さらに、こうした金属汚染はがんや自己免疫疾患など、多くの問題を引き起こす可能性があります。

歯科治療で使用される不適合金属の被せ物や詰め物はこのように全身の健康に悪い影響を及ぼす可能性がありますが、現代医療による検査では、こうした金属の沈着、またその位置を見つけることはほとんど不可能です。この場合、歯科治療で不適合金属を除去すること――体内金属排除が必要です。矢山先生は体内金属排除の方法として、「抗メタル湯（漢方）」、それを錠剤にした「アンチメタル（サプリメント）」を考案しました。

電磁波

地中から出る電磁波（ジオパシフィックストレス）の害は昔からありましたが、ここで問題としているのは人工電磁波です。

人工電磁波の発生源としてはまず単なる電流の流れ、電線を伝わってやってくる電気の流れがあります。身の周りを見渡すと、特殊なＩＨ調理器や電子レンジなどの機器、さらに半導体回路のある複雑な器具、テレビ、パソコン、スマートフォンがあります。生活環境はさまざまに進化した電化製品で溢れ、こうした人工の電磁波による被害が増大してきました。加えて、テレビ、スマートフォンに不可欠なデジタル波（矩形波）の出現で異質な電磁波ができ、これも大きな問題となっています。

　すべての人工的な電磁波は有害であるといわれています。スマートフォンからの電磁波増大、学校教育でのタブレット使用などで、重篤な健康被害がますます増加しています。

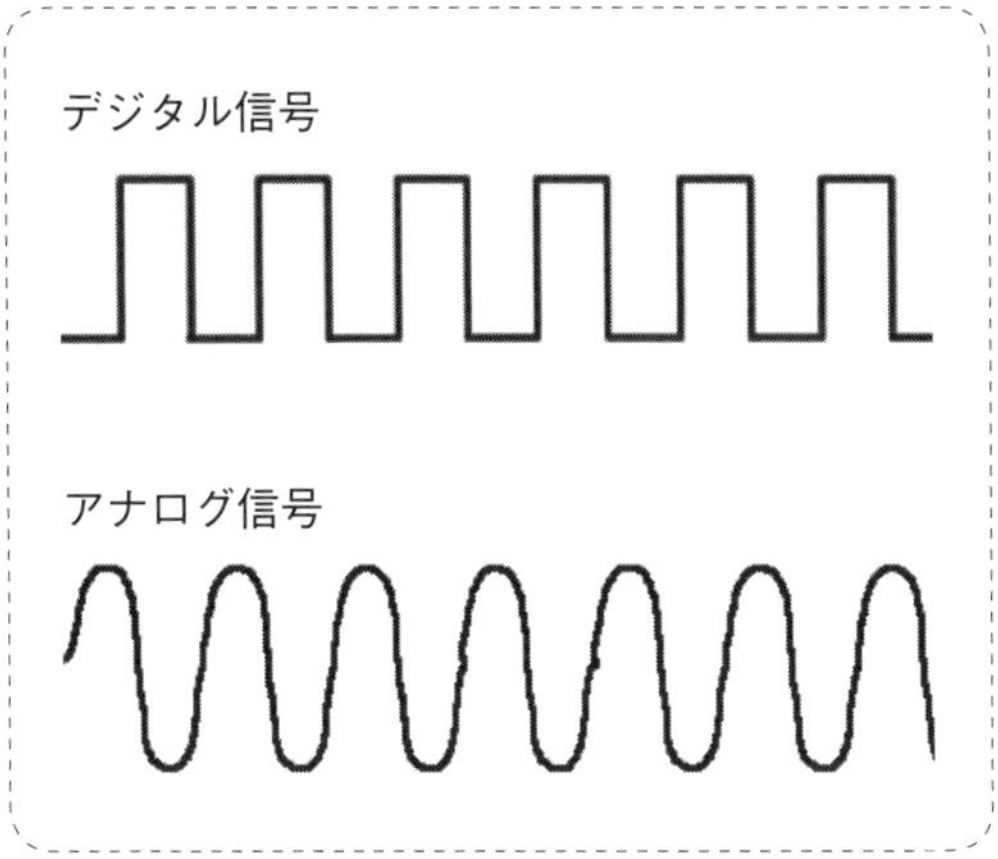

　生理学者ロバート・ベッカー氏（『クロス・カレント―電磁波・複合被曝の恐怖』　船瀬俊介訳　新森書房）は、人工電磁波の害として、脳腫瘍、睡眠障害、めまい、ＤＮＡ障害など数多くの事例を紹介し、電磁波が細胞レベルやホルモン分泌ばかりでなく、目に見えない精神的なところにまでじわじわと害を与えている実情を語っています。
　電磁波障害に対しては、基本的に生活習慣を変えるしかありません。テレビを正面から観ない、携帯電話はイヤホンを使って使用する、電子レンジやＩＨ調理器の使用を止めるなど、本気で電磁波の影響を受けない生活をすることです。最近では電磁波をカットする機器や製品が出ていますので、こういったものを利用することもお勧めです。

潜在感染

潜在感染症は、病原微生物のウイルス、細菌、カビ、寄生虫によるものです。感染は、人体の弱っているところ、免疫が落ちているところに発生します。例えば金属汚染で弱っている部位にウイルス、カビ、寄生虫といった病原微生物が集まり、病気の改善を妨げます。つまり、この感染は症状として出ることなく、潜んでいて二次的な病状悪化の原因となることが多いので、「潜在感染」と呼んでいます。

潜在感染に対しては、それぞれ漢方薬や抗生剤の薬剤治療で対処しますが、寄生虫を避けるために、生ものを食べない食生活が必要です。

化学物質

食品に施される防腐剤や色素、食品添加物、農薬、ホルモン剤、洗剤の界面活性剤、新建材に使われる化学物質、接着剤――これらは食品や皮膚を通して体内に入ります。特に女性の場合は卵巣や乳腺に、男性は前立腺に蓄積されるようです。肝臓や腎臓が健康なら、少々の化学物質は解毒され、身体に支障をきたすことはありませんが、長く滞留すると、ある時点で突然の発症が起こり得ます。その症状はさまざまですが、湿疹、頭痛、痛みなど、さらにがんの誘因になることもあります。

体内に溜まった化学物質は、薬剤（タチオン、パム）で除去しますが、半身浴によるデトックス、玄米コーヒーの摂取も効果があります。

ストレス

競争社会の中で溜め込んだストレスは、不安や怒り、悲しみや恐怖として心ばかりでなく身体も痛めつけます。不眠症、うつ病、不安症などの気分障害を引き起こし、悪影響を及ぼします。またストレスは、物理的な側面から起こることも大いにあります。歯の金属から流れるガルバニック電流や、電磁波、寄生虫などの感染はイライラ感や不安感を生じさせます。ストレスは免疫力を下げるので、先に挙げた四つの病因から起こる症状を加速させ、がんなどの難病を引き起こすこともあります。

対処法としては、フラワーレメディやフラワーエッセンスなど、花の波動を利用した代替療法、気功やヨガも効果があります。

インフルエンザや食あたりのように、病気は一つの原因で起こるものがありますが、ほとんどの場合、原因が複合的に積み重なって起こります。たとえばがんの場合、病因が複合的にからむことで遺伝子に損傷が起こり、がん化します。

体内に歯科金属の不適合金属や化学物質が滞留し、その周囲に日常生活で取り入れた細菌、カビ、ウイルス、寄生虫などが付着すると、臓器や生体自体がやられます。加えて、電磁波や電波の影響が強くなれば生体はますます弱くなり、腫瘍が発生したり、臓器や生体の機能低下が起こったりして、そこから病気という現象が発生します。

最近になって私は、新たな病因として乳製品を挙げています。乳製品による障害は牛乳の過剰摂取によって起こるものですが、その健康障害のプロセスを調べると、さまざまなことが分かってきました。のちほど詳しく説明します。

こうして私は、ドクターヒーラー研究会と真剣に向き合うようになりました。病気の原因を五つの病因論に従ってふるい分け、そこから対処法や漢方薬の選び方などを学んだのです。

矢山先生は病気の原因物質を発見すると、レヨメーターとゼロ・サーチでその周波数を調べ、その情報を公開しました。それぞれの病気に対応した治療法が確立されていくにつれ、私たちも矢山先生に倣《なら》って「本当の病気治し」を始めることになったのです。

とことん病気の原因を追究し、その治療法を開発する。原因とその治療法が分かれば、医者としてこんなありがたいことはありません。そうか、こんな対処法があったのかと驚くことばかりでした。

研究会でメンバーが成果を発表し、そこから学び、意見を交換し合い、ますます研究会活動は楽しくなりました。「ああ、あれで目を開かされた、あれが起点だった」というのが実感です。研究会活動が活発になり、成果が上がってくると、もはや研究会の範疇で論じている場合ではありません。二〇〇五（平成17）年、「ドクターヒーラー研究会」は改称し、「バイオレゾナンス医学会」の設立となりました。

バイオ（bio・生体）＋レゾナンス（resonance・共鳴、共振）。

この言葉どおり、「生体の波動共鳴」から人体を診る新しい医学が誕生したのです。そこで得られた成果から、はっきりしたことがあります。

○人間はエネルギー的存在であり、絶えずエネルギーを振動させている。
○エネルギー振動は身体の内部ばかりでなく、その表面や周囲から測定できる。
○病原体も病因となる物質も、それぞれ波動情報をもっている。
○振動数が同じものは共鳴現象を起こす。
○病変部位で、病原体や化学物質を測定できる。

これらが明らかになると、これまで原因不明だとされていたアトピーやリウマチなどに対しても、従来の対症療法ではない、本当に「治る療法」が見えてきました。

初めてのバイオレゾナンス治療

ドクターヒーラー研究会によく顔を出していたころは、私はまだ勤務医でした。独立しなくてはと内心思いながらも、ゼロ・サーチ診断で開業する自信はありません。しかし、その意志だけは強くありました。現代医療に見切りをつけ、漢方の限界を知り、バイオレゾナンスが究極の医療だと信じたからです。

まず目の前に、五つの病因論があります。矢山先生の手もとには一万人の治療実績が揃っています。単純にいえば、それを学び、それに従って治療をすればいいわけです。とはいえ私は経験も少なく、ゼロ・サーチの能力もそこそこで、「本当にこれで治せた」という患者さんはいませんでした。病気の原因は何か、障害が起きているのはどの場所か、どの経絡か、本当にゼロ・サーチで発見できるだろうか？

そんなとき、呼吸器科外来に難病の皮膚科の患者さんが見えました。五十歳ぐらいのそのご婦人は、芹沢文学友の会のメンバーとして光治良先生の軽井沢の「山の家」にご一緒した方でした。私が漢方もこなす医者であったことを思い出し、来院したというのです。

両手両足の皮膚がただれています。ジュクジュクと体液が漏れるほどの重篤な湿疹です。首から顔にかけても湿疹が広がり、もう気の毒としかいいようがありません。「漢方で治してほしい」と言われました。あちこちの病院を経てきたようです。

一般の西洋医学では、こういった湿疹に対しては、直接皮膚にアプローチする対症療法しかありません。たいていは抗炎症作用のあるステロイド軟膏を処方するのですが、一時的に良くなってもほとんど再発します。ステロイド剤には身体の免疫力を抑える効果があります。しかし過剰な免疫反応を抑制するだけで、原因を取り除くわけではありません。まさにこれは、これまで学んだ治療法を試みるときです。病気の原因追究と治し方はすでにドクターヒーラー研究会で提示されており、しっかり学んだはず。チャンスです。

病気が勝手に消えちゃった

ゼロ・サーチのプローブを手にしたものの、まだ不安があります。まずご婦人の症状を「五つの病因論」で分析してみました。電磁波障害はないか、ウイルスやカビによる潜在感染はないか、化学物質のせいではないか。口の中を見せてもらうと、案の定、ありました。詰め物をした歯がたくさん並んでいます。不適合金属といわれるパラジウムです。「歯科の不適合金属による金属アレルギーの湿疹」と推定しました。

セオリーからいえば、ジュクジュクした湿疹はカンジダの感染によるものと推測できます。カンジダは常在するカビです。普通、人体に害を及ぼすことはありませんが、免疫力が落ちてくると発症しやすくなります。重金属が溶けて身体に入って生体のバランスが崩れ、沈着していたカンジダが繁殖し、皮膚でアレルギー反応を起こし、そこにひどい炎症を起こした、と診たのです。

これについては治療方法も準備されていますから、対応はシンプルです。まず、アレルギーの元となる歯科金属の除去です。これは自由診療になるのでどうしても高額の治療費がかかりますが、事情を説明して患者さんに納得してもらわないといけません。私が処方するのは、体内に沈着している不適合金属を除去する抗メタル湯と、湿疹を引き起こしているカンジダに対する漢方薬です。

四カ月後、来院した彼女は袖をまくり、両腕を私の前に差し出しました。

「きれいに治っちゃった」

本当にツルツルで、きれいになって、あのジュクジュクの湿疹はどこにも見当たりません。(……ホントかよ!)私は唖然《あぜん》としました。医者になって初めて、目の前で病気が完璧に治ったのです。それを自分の目でしかと確かめると、それまでの医療ではまったく体験できなかった感覚が押し寄せてきました。驚きと不思議が入り混じり、自分が治したというより、「病気が勝手に消えちゃった」という感覚です。あのイエスの衣に匹敵するような出来事です。それもなんと、五つの病因論と体系化した治療だけで治ってしまったのですから。

私は満足でした。皮膚科の難病が呼吸器科の処方ですっかり治ったわけですから、ドクターヒーラー研究会の診療方法は本物であると自覚した瞬間です。このご婦人はそれを証明するチャンスを与えてくれたわけです。まるで天から派遣されたのではないかと思いました。そうです、天にいらっしゃる光治良先生が派遣してくれたにちがいありません。

私はこの診療をきっかけに、ゼロ・サーチを正しく使い、「五つの病因論」で診断・治療をすれば病気は治ると確信しました。「やれる！」

独立に向けて希望が湧いてきました。現代医療と訣別した瞬間です。開業に向けて自ら進んでこの医学に熱中し、どんどんゼロ・サーチを使い、治療に当たっていきました。「習うより慣れろ」です。

富士山の見えるクリニック

独立を決定づけたのは、重度の喘息で退院できないといわれていた状態から、漢方で劇的に回復したあの女性の後押しがあったからです。彼女は退院すると、実家のある芝川町

（現・富士宮市）の障害者施設で責任者として働き始めました。障害者の方々は自己表現が苦手で、意思の疎通に手間取るのですが、彼女はその心の声が聞こえるらしく、とても信頼されていました。

不思議な感性をもっていて、彼女のそばには、犬や猫やうり坊（イノシシの赤ちゃん）まで寄ってきます。蛇まで後を追ってくるので、「私はあんたのお母さんでないからついてこないで」と説得して帰したそうです。彼女の感性に惹かれ、私は同じ医療者として尊敬するようになり、自分の悩みを相談していました。病院でのゼロ・サーチ使用がなかなか理解されず、院長から嫌われている実情を話したのです。

すると彼女は、「自分でやりたい医療をやるしかないよ。私が手伝うからやろう」と言うのです。驚きました。彼女はなぜか大型免許ももっていて、大船に乗った気分になった私は、病院を辞め、彼女をパートナーにして開業する決心をしたのです。

その頼もしい彼女から電話がありました。

「いま、芝川の白菜畑にいるの。富士山がとってもきれいだから見にこない？」

車で駆けつけると、彼女が道路沿いの畑から手を振っています。背後には雪で真っ白の富士山。畑に降りると、地面の感触が心地よく、ああ、気持ちがいいなあと感じていると、

「ここ、どうかしら？」

新しいクリニックの場所はここに決めた、というような顔です。

およそ四百坪の畑を二人で歩き回って、ここに駐車場、玄関はこの辺がいい、待合室と診察室から富士山が見えるように……と、これから建てるクリニックの構想を描きました。

地主さんは「いい病院を建ててくださいね」と言って、話はすぐに決まりました。伴侶は不思議な感性をもっていて、どのようにしてこの土地を見つけたのか今も分かりません。

こうして開業の地が決まったのです。

二〇〇三年三月、静岡県富士宮市内房に「青木クリニック」をオープンしました。最寄り駅は身延《みのぶ》線の「芝川」。踏切を越え、富士川にかかる橋を渡り、田んぼを見ながら歩くと二十分ほどで到着です。壁は漆喰《しっくい》で、内装は木材をふんだんに使い、木の香りのする温かい雰囲気にしました。待合室の窓から田園が広がっているのが見えます。

看板は、それまで総合病院の呼吸器内科を担当していたので、「呼吸器科」と「内科」。聴診器を外し、代わりに手にしたのはゼロ・サーチのプローブ。それにちょっと前に導入したドイツ振動医学のレヨメーターです。いよいよバイオレゾナンス医療のスタートです。

開業案内の新聞チラシには、人寄せとして「腰痛と膝の痛みも診ます」と掲載しました。

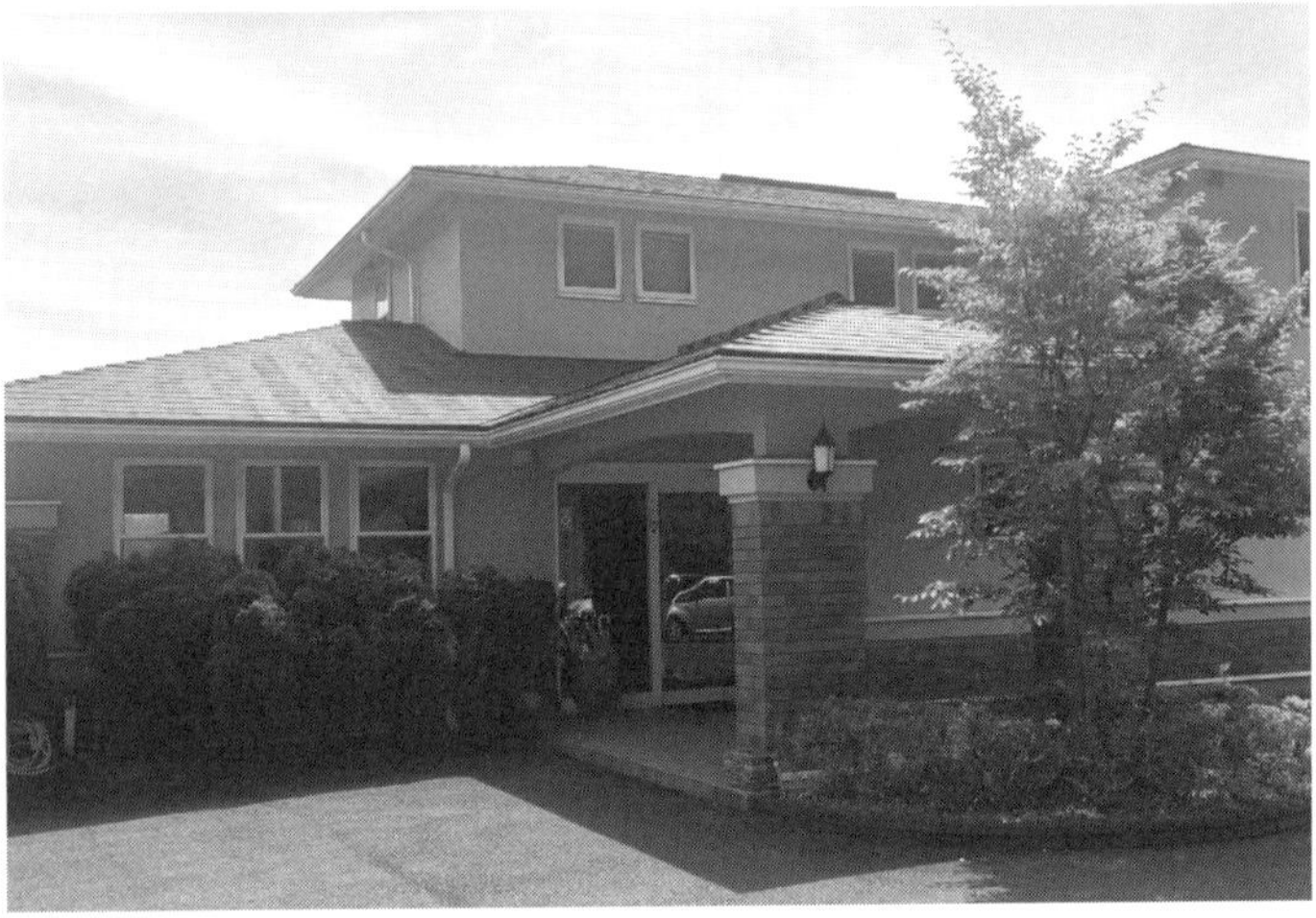

青木クリニック。周りには田園風景が広がっています。

まずは地元の方たちに来ていただくことが大切です。開院当初は、腰痛や膝痛の宣伝効果もあって、お年寄りが来てくれました。ゼロ・サーチでツボを見つけ、無料で置き鍼《ばり》を貼ってあげるとこれがよく効き、喜ばれました。

目標は、病気を治し、病気を予防。健康な村づくりです。そのうち、クリニック横の田んぼで自然農をしながら気功を教えられたらいいなと。

どこの病院でもそうですが、当院でも初診の方に診察前のチェックがあります。症状とその部位、既往症、アレルギーの有無、食事や飲酒、睡眠、便通の様子などをお尋ねするのですが、当院では、保健師であるわが伴侶が患者さんと面談して、二十分ぐらいかけてこのチェックを行ないます。病気の原因となる背景を探ることが大切だからです。テレビを何時間観るか、どんな食事をしているか、どんな仕事か——細部にわたって丁寧に聞いていくと、目には見えない五つの病因と関連する事柄が浮き彫りになります。

最初はご近所のお年寄りが多かったのですが、口コミで遠方からの患者さんが見えるようになりました。湿疹、慢性的な頭痛、下痢、腰痛や肩こりなどの不定愁訴から、難病のがん、リウマチ、喘息……いろいろな症状を診るようになりました。

バイオレゾナンス医学は人間をまるごとエネルギー体として診るので、お産以外診られないものはありません。ゼロ・サーチで病気の原因を探ると、意外と簡単に分かります。病因は二つ、三つと複合していることが多いのですが、それぞれの病因に対しての治療法は揃っているので、これも難しくありません。この医学はすぐれものです。

ゼロ・サーチを自在に活用できるようになると、診療は一段と楽しくなりました。

最初は、患者さんの状態を五つの病因論に照らし合わせて病因を見つけ出し、決められた処方をするだけでした。これで治ればそれなりに嬉しいのですが、決められたことばかりの診療では、どこか満たされないものが残ります。マニュアルどおりの診察だけでも七割くらいは治るでしょうが、それでは物足りない。

ゼロ・サーチを活用できるようになると、想念を働かせながら病因を探していく過程がとてもおもしろくなりました。身体の中で起きている、目に見えない現象をゼロ・サーチで診るわけです。その情報を患者さんの病状と照らし合わせ、さらに自分の想念を働かせて原因を推定するのです。

同時に、病因の場所にある気の歪みを正常にする治療法を探します。歪みを正常にするものは何か。推測できるものをあれこれゼロ・サーチで調べていくと、病因と治療法がピタッと合う瞬間がきます。（……これは治りそうだ）と感じる瞬間です。病状を説明し、生活上の注意を伝え、薬の処方をして、「きっと治りますよ」と声をかけます。

次の受診日、その顔を見て、ああ良くなった、と半分驚きながら安堵する――この瞬間が最良の時。こちらの想念どおりに病気が治り、見えない現象が、初めて「見えた」ことに納得するのです。バイオレゾナンス医療の醍醐味です。

この医療を始めて分かったのは、病気の原因の筆頭に歯科金属があり、その除去のためには歯科医のサポートが必要だということでした。不適合金属除去の必要性を理解してくれる歯科医はとても貴重な存在です。ありがたいことに、強力な助っ人が二人現われました。富士市の秋元隆宏先生と宮本晃宏先生。二人ともバイオレゾナンス医学会のメンバーで、金属除去ばかりでなく、不適合金属がどんな影響を及ぼすかを患者さんに詳しく説明してくれます。さらにゼロ・サーチを使って噛み合わせ具合も診てくれますので、プラスアルファの治療を受けられます。こうしてバイオレゾナンス医療は順調に進み始めました。

「ホントかよ、治っちゃった」を求めて――。

治る心

問題は、この療法についてなんの知識もなく来られた患者さんです。総合病院で診てもらったけれど治らない、別の方法を探して、あるいはセカンドオピニオンを得るために、という理由で来られるのです。大まかに説明してから診療を始めるのですが、世間で通用している西洋医学からほど遠い、不可思議なものに映るようです。患者さんに向かって、紐の付いた小さな棒（プローブ）を上げたり下げたり回したりして、ここが悪いですよ、ここに寄生虫がいますよと示しても、みなさん半信半疑です。それどころかこちらの診断が疑われることもあります。信頼を得るには、症状が軽くなり、「治っちゃった」と言ってもらうしかありません。

病気は治ると分かっていても、どうしたら患者さんに信頼してもらえるだろうか、どこまで説得すべきだろうかと悩むことがあります。つまり最初の診療の第一歩から、いかに患者さんとの信頼関係を築くかがとても大事なのです。

開院したばかりのころ、肺がんの患者さんが来られました。七十歳の男性。痩せて顔色も悪く、背中を丸めて、暗い表情です。早期の肺がんであれば手術で切除して完治することも可能ですが、時機を逸すると治癒は難しくなります。この方はすでに手術と抗がん剤の治療を終えていて、体力、免疫力は低下し、生活意欲までなくしていました。診察して、「バイオレゾナンス医療でやればきっと治るはずです」と説明するのですが、理解しようとする様子はなく、積極的にやろうという意志も見えません。本人は「本当にそれで治るのですか」と不安を隠そうともせず、こちらも大した実績がないので、「大丈夫ですよ、きっと良くなります」と自信をもって言えません。この方は一回の受診だけで、もとの病院に戻っていきました。「きっと治りますよ」としっかり言えなかったことを悔やみました。

治りたい！

自信を取り戻すことができたのは、一人のがん患者さんの生きる力です。

四十五歳の女性が入院先から外泊許可を取って受診に見えました。子宮頸がんで手術し、引き続き放射線治療をしているといいます。腰と大腿部はリンパ浮腫《ふしゅ》でむくんでいます。尿が出ないので、自分でカテーテルを尿道から入れて膀胱に溜まった尿を出す自己導尿をしています。食欲がなく、痩せて、悲痛な面持ちでした。

彼女は開口一番、「こんな治療を続けていては良くならない」と私に訴えてきました。バイオレゾナンス医学についてなんの知識もなく、ただただ「治りたい」一心で見えたのです。ゼロ・サーチでの診断方法や治療方法を丁寧に説明すると、少し希望をもったのか、「とにかくやってみます」と私の目を見て返事をしました。彼女の決意のほどが窺えました。なんとかして治りたい、生きたいと藁にもすがる気持ちだったのでしょう。心強かったのは、何度か来院するうちにバイオレゾナンス医学にちょっぴり理解を示し、医療への意識を変えてくれたことです。

診断する前に、私はある程度病気の原因を想念で組み立てます。歯に金属はないか、子宮に病床があるのは金属が沈着しているからではないか、ウイルスや寄生虫に感染しているのではないか――。

五つの病因論を頭に入れながら、ある種の妄想を働かせるのです。そして、レヨメーターの目盛を、金属、ウイルス、寄生虫などそれぞれの周波数に合わせ、ゼロ・サーチとの共鳴反応を診ます。共鳴すれば「当たり」。病因発見です。共鳴しなければ「なし」。

【ゼロ・サーチ診断】
○腰部、膀胱周囲にパラジウム・水銀の沈着。
○カンジダ、カリニ、寄生虫、クラミジアの潜在感染の反応。
○農薬反応。
○牛乳類の過剰摂取によるノルアドレナリンの反応。
○NK細胞（ナチュラルキラー細胞／腫瘍細胞を溶解する能力をもつ）の反応。
○IL-12（インターロイキン因子・NK細胞刺激因子）の反応。
NK細胞とIL-12の反応は、がん反応があることを示す。

「病気の原因は、歯科治療の際の不適合金属、農薬、そして牛乳の過剰摂取です」と伝えました。牛乳を過剰に摂るとカゼイン毒が生じ、胆のうの経絡を通して、全身に影響が及びます。これらの複合的な因子によって、子宮頸部の細胞が徐々にがん化していったと考えました。

まず歯科治療で金属を外すことを勧めました。沈着した金属には、デトックスとして抗メタル湯、それぞれの潜在感染には人参養栄湯《にんじんようえいとう》、桂枝加朮附湯《けいしかじゅつぶとう》、排尿障害に、竜胆瀉肝湯《りゅうたんしゃかんとう》を処方しました。

大事なのは普段の生活です。処方箋の他に食事の注意として、寄生虫が入らないように生ものを食べないこと、乳製品を摂らないこと、そして農薬の入っていない食事をすること。また電磁波は免疫力を下げるので、テレビを正面から長時間観ないこと、電子レンジを使わないなど、電磁波を受けない生活をすること。盛りだくさんですが、これがきちんと行なわれないと、原因を取り除くことはできず、完全治癒は難しくなります。

この患者さんの場合、歯科治療は金銭上の理由ですぐにはできませんでしたが、数カ月後に浮腫はなくなり、尿も出るようになりました。自己導尿は肉体的にも精神的にもつらい作業です。それから解放されたことが嬉しかったようで、とても喜んでいました。気分が明るくなると、免疫力は高まります。体重が増えて、どんどん快方に向かいました。歯科治療も少しずつ行なったようです。

一年後、がん細胞と戦うＮＫ細胞、ＩＬ－12の反応が消えました。がんが消えた証拠です。

二年後、彼女は以前治療を受けていた病院でがんの検査をしてもらいました。がんの数値はゼロ。完全寛解《かんかい》でした。

大きな花束を抱え、彼女は報告にやってきました。喜びに溢れ輝いている女性が目の前にいました。諦めていた職場復帰を実現させ、人生を取り戻しました。食事や日常の生活に気をつけ、元気に生活しています。

一般にがん患者さんには「がん治療といえば、抗がん剤や放射線」という固定した意識があります。対極に位置するバイオレゾナンス医学療法に転換することは、なかなか難しいようです。この方は、「生きたい！」という気持ちを奮い起こし、医療に対する意識を変えました。細かな生活指導に対しても、徹底した「生きる」気持ちで取り組み、回復というゴールをつかみました。この医学を信頼し、治療の継続と生活改善で、重度のがんを治したのです。患者さんとの信頼関係の大切さを思い知らされたのは、この私です。

膀胱がんが消えた七十六歳の男性

がんになる原因は一つではありません。たいてい三つか四つほどの原因があり、それが長年持続されると遺伝子が変異してがん細胞が発生します。また発生してから何十年もかかって腫瘍を作ることもあります。ですから、初期のがんが見つかった、手術で切除してがんがなくなった――と喜ぶのは大間違いなのです。がん細胞を作る原因が解消されないなら、また別のがん細胞を発生させることになります。乳がんを取り除いても子宮がんになったり、肺がんが治っても大腸がんになったりするケースがよくあります。抗がん剤自体ががんの誘発因子として作用することもあり、これはゼロ・サーチとカード（後述します）で調べて分かりました。

七十六歳の男性もそうでした。膀胱がんとの診断後、四回にわたる内視鏡下の手術治療を受け、経過観察中でした。夜間頻尿、糖尿病もあります。回復の兆しも見えず、このままでいいのだろうかと、友人から当院のことを聞いてやってきたとのことです。

さっそくゼロ・サーチで診断すると、病気の原因がかなり揃っています。全部除去できるものです。「大丈夫、良くなると思いますよ」と伝えました。

【ゼロ・サーチ診断】

○膀胱に細菌、カンジダ、寄生虫の反応。

○ＮＫ細胞、ＩＬ－12の反応（がん反応）。

○テレビの長時間視聴による電磁波の影響。牛乳類の過剰摂取が原因で、胆経《たんけい》（上方は頭、目、耳、首、肩、肝臓を流れ、下方は腰、足先までめぐる気の流れ）を介して膀胱にノルアドレナリンを生じ、アディポネクチン（インスリンの活性を高める）の低下が見られる。

それまで病院で処方されていた薬を停止してもらい、膀胱の潜在感染の除去に漢方を処方（桂枝加朮附湯と竜胆瀉肝湯）。あとは生活指導です。潜在感染に対しては、生ものと乳製品を摂らないこと、電磁波を受けないようにテレビを正面から長く観ないこと。

病状と治療法を説明すると、一緒にいた奥さんもうなずいています。奥さんの後押しもあって、食事とこまごました生活改善を素直に受け入れてくれました。

家族からの同意を得られることは大きな助けです。特に食事は奥さんの協力が不可欠です。食事と生活スタイルの改善が進み、それを継続していくと症状が緩和するのを、本人が実感します。すると、それまでの西洋医学の常識からだんだん離れ、新しい医療に信頼感をもってくれます。

数カ月して頻尿はなくなりました。NK細胞とIL-12の反応が消えました。以前の病院で検査を受けると、「がんの所見は見つからなかった、このまま経過観察しましょう」となり、本人はもちろん担当医もびっくりしたようです。その報告を受けて、（……ホントかよ）とこちらも嬉しくなりました。その直後、アディポネクチンの数値も正常化し、糖尿病の治療薬も不要になりました。完治です。

不適合金属は万病のもと

私の経験からいうと、歯科金属に問題あり、という患者さんが世の中に溢れているようです。悲しいことに、現代医学でそれを指摘する医者がほとんどいないのが現状です。矢山先生は研究会時代から歯科金属の問題を率先して取り上げていました。

歯科金属について結論からいえば、金以外のものはすべてアウトです。

保険適応指定のパラジウムは白金族元素の一つで、金銀パラジウム合金として歯に被せたり詰めたりしますが、先進国では危険が指摘されて以来禁止となり、お隣の韓国でも使用されていません。口の中でガルバニック電流が生じ、電流が流れることで金属はイオン化して溶け出し、脳、肝臓、腎臓などの臓器に沈着し、臓器機能障害を引き起こす原因となります。また、パラジウムは活性酸素を出しますから、ＤＮＡを傷つけ、がんの原因にもなります。

アマルガムは近年あまり使用されなくなりましたが、これは最悪です。アマルガムは銀とスズの合金に銅や亜鉛を添加した粉末を水銀で練ったもので、チューインガムを噛むだけで、水銀が溶け出します。パラジウムもアマルガムも不適合金属、毒性金属です。

歯科金属の害はこればかりではありません。金属を入れている人、矯正している人は大変なストレスを受けます。歯科金属は口腔内で携帯電話やパソコン、Ｗｉ‐Ｆｉからの電波を受けるアンテナとなり、受信機として電波を集め、電流を起こし、健康に害を及ぼすのです。

バイオレゾナンス医学会のメンバーに多くの歯科医師が名を連ねているのは、この事実を知って、健全な歯科治療が行なわれることを願っているからです。

バイオレゾナンス医学会の見解では、リウマチのほとんどが関節に金属が蓄積されて起きた症状と診ています。女性の場合は、卵巣に金属が蓄積すると卵巣は弱り、女性ホルモンが過剰に分泌されます。すると乳腺が刺激されて乳腺炎を起こし、乳がんに変異することがあります。電磁波に晒されることが多いキャリアウーマンの方々の歯に金属があるとしたら、要注意です。男性の場合は前立腺に行き、牛乳過剰摂取による牛乳カゼインの毒と重なって、がん化します。

喘息障害は歯科金属から

高度経済成長期に流行った病気のトップは大気汚染による喘息でしたが、昨今の喘息障害のほとんどは、歯科治療で使われた不適合金属が喉や気管、気管支に沈着したのが原因です。

総合病院で呼吸器科外来を担当して以来、私にとって喘息は治らない病気でした。小児喘息の経験はありませんが、大人の喘息については、一人も治したことがありません。

専門機関では、まず一連の検査を行ないます。血液検査、アレルギー検査、呼吸器機能検査、痰《たん》の検査、レントゲン検査、必要とあれば気管支鏡やＣＴ検査。受ける患者さんは大変ですが、呼吸困難を起こす決定的な原因が何かを確認しなければなりませんから、医者も大変です。

治療としては、炎症を抑える吸入ステロイド薬と気道を確保するための気管支拡張薬、去痰剤、抗アレルギー剤、抗生物質などの投薬です。しかしこれで喘息の原因となるものを根っこから排除したわけではありません。延々と通院することになり、生活に困難をきたさない程度に病状をコントロールする、それで十分――とするのが通例です。かつて自分自身もそんなふうに患者さんを診ていたと思うと、とても情けなくなります。

「喘息」の定義は、気管支壁の慢性的な炎症です。普通の検査では、はっきりとした原因は見つからず、さらなる原因追求はほとんどしません。「ヒーハー、ヒーハー」という喘息状の音で苦しそうな呼吸をしている患者さんが来たら、一般的に「喘息」と診断され、保険適応の喘息薬が処方されるだけです。

開業して分かったのは、子どもの「ヒーハー、ヒーハー」の症状は喘息ではなく、すべて他に原因のある「喘息のような咳」です。ゼロ・サーチで診断すると、原因は一つではなく複合しているのですが、ほとんどのケースの一番の病因、つまり最初に倒れるドミノは、歯科治療で使われる不適合金属です。

学校に行ける！

開業して間もないころです。診察室にいると、待合室からすごい咳が聞こえました。

「ヒュー、ヒュー、ゼーッ、ゼーッ」

あまりにも激しく、苦しそうな咳です。診察室に入ってきたのが、小さな女の子だったのには驚きました。三歳から咳が出始めて止まらず、総合病院の小児科で喘息と診断され治療を受けていました。私は小児科の患者さんを診たことはなかったのですが、こんなに苦しそうな咳をする患者さんは初めて。おまけにまだ小学校にも上がらない子ども。お母さんは、こんな状態では学校にもどこにも行けないと悲しそうです。私は女の子に「大丈夫、元気になって、ランドセルを背負って学校に行こうね」と励ましました。バイオレゾナンス医学できっと治る。それを信じて素直にそう思ったのです。女の子は目をくりくりパチパチさせて、ゼロ・サーチのプローブの動きを見ていました。

診療は、まず病気の原因に対して、いつもの妄想を働かせることから始まります。

口の中を見せてもらうと、奥歯に一本のパラジウム合金がありました。気管と喉の周辺に不適合金属の沈着を推測しました。そのあたりに気管支に悪さをする細菌感染があると想像がつきます。何が原因となっているのか想像を働かせ、全体の構想を描き、ゼロ・サーチ診断へ進みます。

気管上部に気の歪みがあり、不適合金属の反応がありました。喘息のような咳はこの異物による刺激が原因と診ました。気管上部に沈着した不適合金属の周辺部に感染があるようです。

矢山先生はすでに喘息についての所見と処方をオープンにしていたので、その全部をチェックし詳細に調べると、弱くなった組織にカビがくっついていることが分かりました。不適合金属が沈着した組織はゴミ捨て場のようなもので、細菌やウイルスを引き寄せます。金属を取り除き、感染症を引き起こす細菌を駆除すれば、カビは自然と消えるはずです。この一連の原因除去には自信があったので、もう一度、「治るよ、元気に学校に行けるよ」と伝えました。

【ゼロ・サーチ診断】
○頭部と気管上部にパラジウム反応。

○気管上部にマイコプラズマ（風邪、肺炎、気管支炎などを引き起こす細菌の一つ）の反応。
○同部位に、カンジダの反応。

一つ問題だったのは、気管上部だけでなく頭部にもパラジウム反応があったことです。のちに推測したのですが、このパラジウム反応は、胎児のときに、お母さんの口腔内の歯科金属が溶け出して、臍帯《さいたい》を通して頭部に入ってきたもの、と考えられます。お母さんにとってはむろん予想外のものでしょう。でも実際、こうした現象が子どもの病気の原因となっていることが多く、当時の課題でした。歯科金属自体はアンチメタルで除去できるので問題ないのですが、歯科金属の入っていない赤ちゃんや幼児にパラジウム反応が出てくることがたびたびあり、その原因はお母さんの口の中にあったのです。

治療の第一歩は歯科で歯科金属を外してもらうこと。沈着した金属にはアンチメタル。細菌感染対応に抗生物質・クラリス、カンジダ対応に桂枝加朮附湯と桂枝人参湯《けいしにんじんとう》、咳対応に小青竜湯《しょうせいりゅうとう》、柴胡桂枝湯《さいこけいしとう》などを処方しました。

二週間後、上気道の感染はまだありましたが、ひどい咳は減少し、三カ月で咳は出なくなりました。六カ月後、頭部と気管支上部の金属と感染反応は消失。完治です。

小学校に入学する前に治ったのです。子どもの喘息がこんなに早く治ったことに驚きました。母親も驚いていましたが、一番驚いたのは医者の私です。

その後この子は一度クリニックに来たことがあります。これまでできなかった習いごとを全部やってみたいと、ピアノ、習字、水泳、バレエを次々に始め、やりすぎて熱を出したようです。すぐに良くなりましたが、ちょっと笑ってしまう事件でした。

この子の元気になった姿を見て、世のためになっているという実感が湧きました。延々と続く検査もなく、基本は保険治療なので患者負担も少なく、バイオレゾナンス医療は相当いける医療だと我ながら感心したのです。これからの医療になるにちがいないと。

リウマチは治りにくい病といわれます不適合金属が原因

リウマチは治りにくい病といわれます。

関節リウマチになると、全身の関節にこわばりや痛みや腫れが生じます。関節組織が炎症を起こして壊れるばかりでなく、微熱や倦怠感《けんたいかん》、臓器障害といった全身の症状ももたらします。リンパ球が異常に活性化し、自分で自分の身体を攻撃する自己免疫病（膠原病《こうげんびょう》）の一つといわれます。通常、炎症を抑える抗炎症薬と、リンパ球の活性化を抑える抗リウマチ薬の二本立ての投薬治療ですが、原因を取り除く根本的な治療とはいえません。

二〇〇八年、矢山先生は『リウマチがここまで治った！　―ホロトロピック的アプローチで治癒した患者17人の証言』（評言社）を出版し、「リウマチは治る病気である」と報告しました。リウマチにかかった人を調べると、ほとんどの方の関節部位に歯科金属が溜まっていると分かり、「これを除けばリウマチは治る」と私たち医者仲間に檄《げき》を飛ばしたのです。つまり、リウマチも病因を取り除けば治る病気です。専門家の間では「リウマチは治るはずがない」ということになっているので、とても貴重な報告です。

その後のことです。リウマチを長く患っているという五十代の女性が来院しました。血圧が高く、降圧剤を内服しているが安定しない。十一年前、関節リウマチと診断されたが、それについては諦めている、と主訴は高血圧でした。

手足の関節に手術の既往があり、リウマチ薬を内服しています。右股関節と足関節に痛みがあり、指と手関節は軽く変形しています。やはり口腔内に、パラジウム合金が多数ありました。

ゼロ・サーチで、不適合金属と潜在感染による関節の痛み、および胸部大動脈の血圧センサー過敏で生じた高血圧と診断しました。

【ゼロ・サーチ診断】

○胸腺、関節にパラジウム、水銀、ニッケル、クロム、コバルト、アルミニウムの反応。
○同部位にクラミジア（細菌）、カンジダの反応。
○電磁波の影響あり。
【処方】
○歯科医院での金属除去を勧める。
○抗メタル湯、細菌感染対応に抗生物質（クラリス）。
○カンジダと痛みの対応に漢方薬（桂枝加朮附湯と桂枝人参湯）。

二年で関節の痛みがなくなり、リウマチ内服薬も不要になり、とても喜んでいました。主訴の血圧は、降圧剤なしで安定しました。

ところがその一年半後、両手関節、足関節の痛みで再診に見えました。ゼロ・サーチ診断で、関節に水銀、クロム、コバルトの反応、細菌感染の反応、牛乳過敏の反応がありました。不適合金属は、飲み水と電気釜からのものと判明しました。

そこで浄水器を設置してもらい、金属のデトックスに抗メタル湯、痛みに漢方薬を処方。そして乳製品除去の食事指導を行ないました。一年ほどかかりましたが完治しました。

リウマチはさまざまな要因が絡まって発症します。難病にはちがいありませんが、病因を取り除けば完治します。

この方のように、金属に反応しやすい人はいろいろなものに過敏に反応し、そこから健康障害を起こします。飲み水や牛乳製品、農薬混入食品、電磁波、電波など生活全般にわたって注意しないと完治は難しくなります。

脳下垂体の腫瘍

バイオレゾナンス医療は治療しにくい部位に対しても有効だと分かってきました。良性の腫瘍は手術で取り除くことで治るケースが多いのですが、脳下垂体の腫瘍など、場所によっては手術も放射線治療もできないことがあります。

四十歳の女性が脳下垂体の腫瘍で来院しました。

五年前、彼女は大学病院の脳神経外科でMRI検査を受け、腫瘍が確認されました。脳下垂体にある腫瘍は鼻から細いメスを入れて取り除く場合もありますが、たいていは大手術になります。場所が悪いと手術もできません。彼女の腫瘍は前頭葉側にあるという理由で、手術は不可能だといわれました。なすすべがなく、腫瘍の大きさを観察するだけで五年経っていました。なんとも心許《こころもと》ない状況です。

バイオレゾナンス医学の立場でいうと、脳下垂体の腫瘍はほとんどが炎症性の腫瘤《しゅりゅう》で、

〈愛読者カード〉

●書物のタイトルをご記入ください。

（書名）

●あなたはどのようにして本書をお知りになりましたか。

イ・書店店頭で見て購入した　ロ・友人知人に薦められて

ハ・新聞広告を見て　ニ・その他

●本書をお求めになった動機は。

イ・内容　ロ・書名　ハ・著者　ニ・このテーマに興味がある

ホ・表紙や装丁が気に入った　ヘ・その他

通信欄（小社へのご注文、ご意見など）

購入申込

（小社既刊本のなかでお読みになりたい書物がありましたら、この欄をご利用ください。送料なしで、すぐにお届けいたします）

（書名）　部数

（書名）　部数

ご氏名　年齢

ご住所（〒　-　）

電話　ご職業

E-mail

郵便はがき

料金受取人払郵便

牛込局承認

5093

差出有効期間
2024年6月
24日まで
(切手不要)

1628790

東京都新宿区矢来町122
矢来第二ビル5F

風雲舎

愛読者係行

●まず、この本をお読みになってのご印象は？

イ・おもしろかった　ロ・つまらなかった　ハ・特に言うこともなし

この本についてのご感想などをご記入下さい。

不適合金属が原因です。歯の治療で使われた銀歯、あるいは胎児のときに受けた母親の歯の金属の影響です。彼女にもパラジウム合金が多数ありました。金属が蓄積するとその組織が弱くなり、そこにウイルスや細菌が集まったり、寄生虫の巣になったりして腫瘤をつくるわけです。

【ゼロ・サーチ診断】
○脳下垂体部にパラジウム、水銀、アルミニウムの金属反応。
○カンジダ、クラミジアの感染反応。
【処方】
○歯科治療で歯の金属を除去。
○金属デトックスの抗メタル湯。
○クラミジアの対応に抗生物質（クラリス）、カンジダ対応に漢方薬（桂枝加朮附湯と桂枝人参湯）、咳に漢方薬（小青竜湯、柴胡桂枝湯など）。

腫瘍は徐々に小さくなり、金属反応もなくなり、一年半後、ゼロ・サーチ診断で腫瘍は消失。二年後、大学病院の画像診断で「腫瘍は消失、完治」と告げられました。本人は大そう驚いていました。以前は、病院で腫瘍の画像を見るたびにストレスが溜まって辛かったそうです。徐々に小さくなっていくのを見て、本当に嬉しかったと。

こうしてみると、ほとんどの病気に不適合金属が絡んでいるのが分かります。ここに挙げた症例は比較的初期のものですが、今でも同じような問題を抱える患者さんはあとを絶ちません。秋元先生や宮本先生のサポートのおかげで「治る医療」ができるのですが、この二人の歯科医から、「病気の疑いあり」と患者さんを紹介されることも少なくありません。こうしてタッグを組んで診断できるようになると、本当に「治る医療」が見えてきます。

長寿の館「森次郎」

病気にならないためには、自分の生活や環境をできるだけ健全な状態にすることが重要です。なぜなら、病気の原因のほとんどが生活環境にあるからです。「五つの病因」を見ても分かるように、私たちの環境は決して健全なものではありません。

汚染された水や空気、農薬や化学肥料まみれの野菜類、添加物たっぷりの食品、電子レンジなど電磁波を出す電化製品、空中を飛び交う強力な電波……どれもこれも、身体を蝕《むしば》

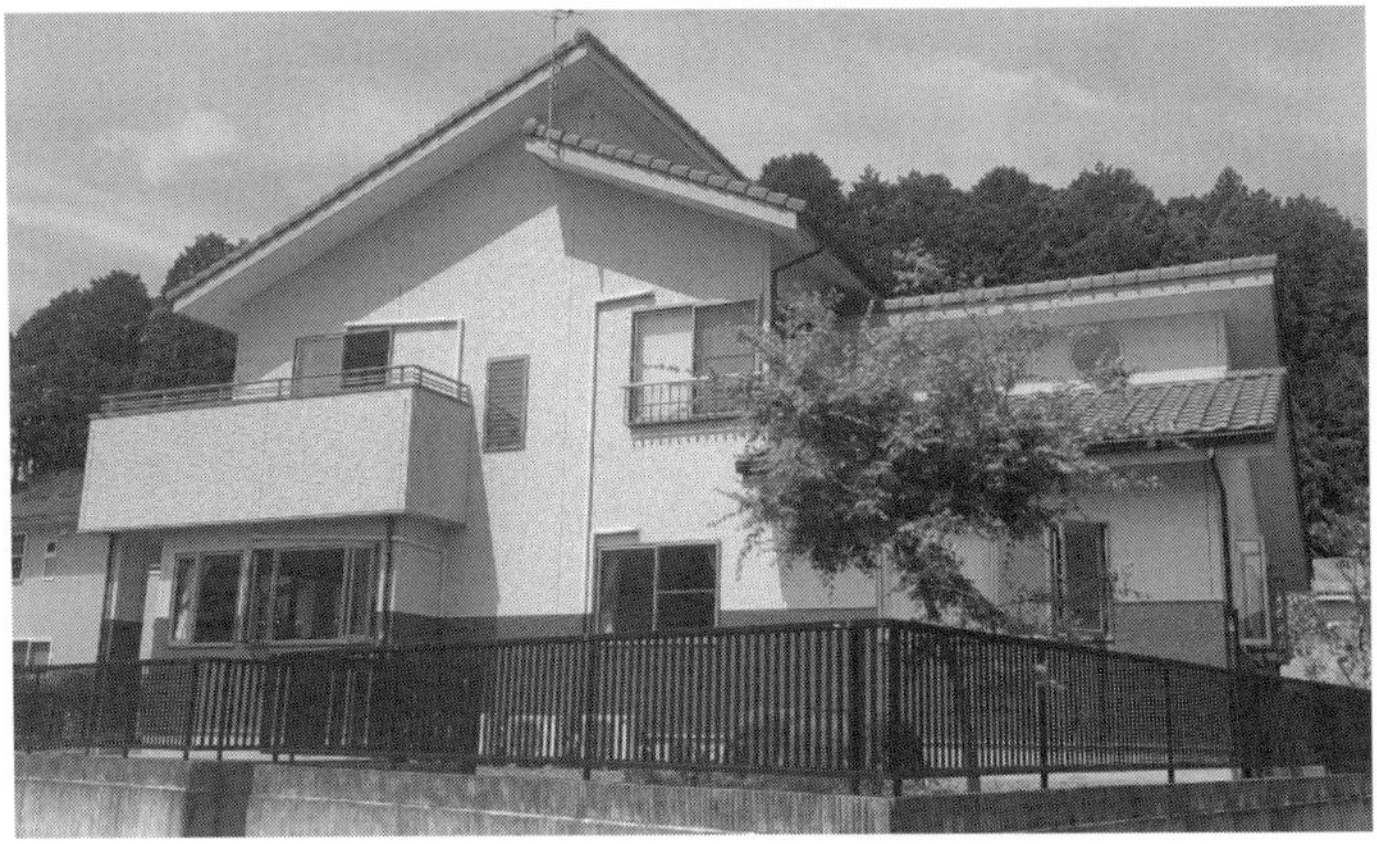

クリニック隣に建つ「長寿の館　森次郎」。

むものばかりです。「治る医療」をするためには、こういった環境への対処が必要です。

それにはまず、安全な食品や生活用品を取り入れることですが、食や日常生活の指導を行なっても、肝心の安全な食品や生活用品はなかなか手に入りにくいものです。界面活性剤の入っていない洗剤や石けん、昔ながらの無添加の乾燥食品、有機栽培のコーヒーやお茶、成分無調整の豆乳――どれもこれもスーパーでは買えないものばかり。よほど気をつけない限り、安全安心の品物を購入することはできません。生活指導も話だけ。それでは治療に反映されません。クリニック内で食品などの物販はできない決まりなので、ジレンマがありました。

クリニックを始めるとき、医療活動のほかに、精神的な活動の場を提供したいというコンセプトがありました。芹沢光治良先生の本を並べ、患者さんがコーヒーでも飲みながら、自由に本を手に取り、自己を見つめ、精神が癒される場です。独立したカフェなら物販も可能ですから、診療後、患者さんはそこで安全な生活用品や食品を手に入れることもできます。

こうして二〇一一（平成23）年の春、クリニックの隣に「長寿の館　森次郎」をオープンしました。その看板に、『人間の運命』の主人公・森次郎の名前を大きく書いて、改めて「社会に裨益する医者になる」と心に刻んだことを思い出します。オープンしてすぐ東日本大震災が起き、帰宅できなくなった患者さんが宿泊して難を逃れたこともあり、意味のあるスタートとなりました。

「森次郎」の玄関を開けると、富士山と光治良先生の写真が目に飛び込んできます。患者さんの一人が、つい「こんにちは」と声をかけたくなると言いましたが、玄関正面で迎えてくれるのは光治良先生の写真です。

カフェに入ると窓の外にのどかな田園風景が広がっています。奥の壁には光治良先生が愛した佐伯祐三氏のリトグラフが一枚あり、芹沢文学の全作品が並べてあります。

自慢は香り高いコーヒーです。自分でエネルギーを調べて探し出した豆で、直前に豆を挽《ひ》いて、ドリップで淹れます。窓からの田園風景を眺めながらコーヒーやお茶を飲み、光治良先生の本を手に取って、静かなひとときを楽しんでいただこうというわけです。

月に一度、ここで芹沢文学を楽しむ「芝川読書会」が開かれます。東京の芹沢光治良文学愛好会を中心に、全国各地に小さな読書会がありましたが、会員の方々が高齢化し、鬼籍に入られた方も多く、年々活動が停滞しています。診療を終えた患者さんたちが「森次郎」を訪れ、本を手に取り、ときには読書会に参加されるのはとても嬉しいものです。患者さんたちが光治良先生の精神や意識を学び、自己成長をされることが目的でもあり、私の医療の理念にかなったことでもあります。

（第4章）バイオサンビームの世界

壊されたレヨメーター

私が行なっているバイオレゾナンス医療の特徴の一つは、「CS《シーエス》カード」という紙製のカードを使用していることです。きっかけは思いがけないある出来事でした。

開院してから半年ほど経ってゼロ・サーチの使い勝手にも慣れ、この医療が楽しくなってきたころです。当院にはお年寄りや子ども連れで見える方が多く、六畳ほどの診察室に家族全員が入ることはしょっちゅうです。その日も、やんちゃなお子さん二人を連れたご夫婦が入ってきました。子どもたちはじっとしていられず、ふざけあっているうちにレヨメーターのコードを引っ張って床に落としてしまったのです。大変！

レヨメーターは、病因物質に目盛を合わせると、その固有の振動数を出してくれる大事な機器です。大きく破損はしなかったものの、目盛表示が狂ってしまいました。諦めきれずぐずぐずいじっていると、調整次第でなんとか使えそうです。高価な機器なので、だましだまし使うしかありませんが、時間がかかって不便です。牛乳や小麦、歯科金属など現物があれば、それを手に持ってもらいゼロ・サーチで反応を調べることができますが、限界があります。

さて、代用できるものはないか？

思いついたのが文字を書いたカードです。文字は情報ですから、周波数を出しているにちがいありません。いい例が漢字です。「山」「川」などはその形を描いた象形文字ですから、もとの情報エネルギーを宿しているはずです。

そう思いつき、「心臓」と書いた文字カードを患者さんに手にしてもらうと、ゼロ・サーチは間違いなく心臓の位置で反応します。確認のため、他の臓器名を書いたカードを手に持ってもらってプローブを身体に沿って動かすと、やはりその部位でプローブが反応し、変化が現われました。「肺」は肺のところで、「胆のう」は胆のうのところで、「腎臓」は腎臓のところでちゃんと反応します。

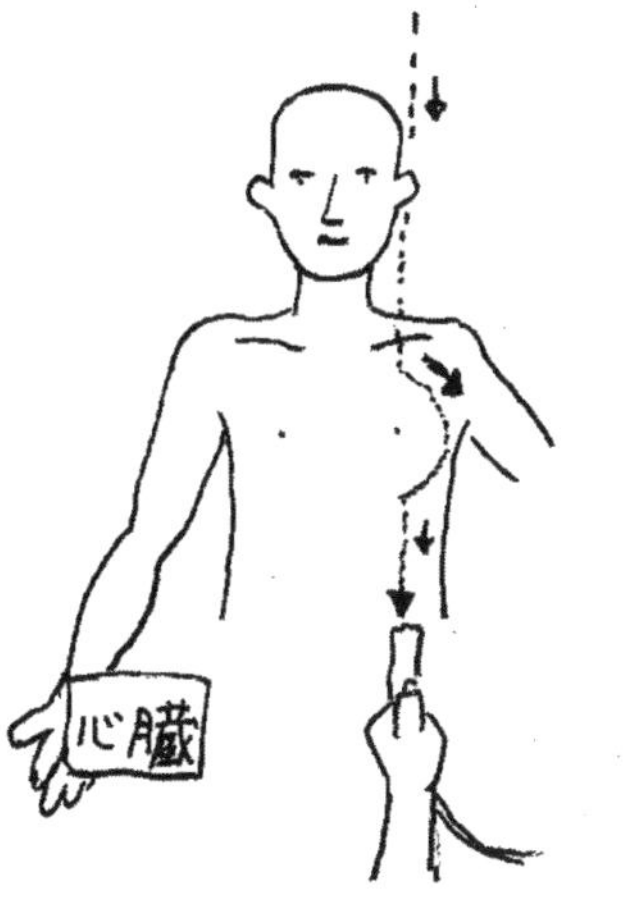

ゼロ・サーチで文字カードとの共鳴反応を調べる。

次に、日ごろよく使う漢方薬、人参養栄湯を文字カードにして共鳴するかどうか調べると、これも共鳴します。漢字ではない表記ではどうかと思い、サプリメントのビタミンCで試してみました。「ビタミンC」と書いた文字カードが共鳴するか？　ずばり、反応します。これは使えそうです。

ここから推察できるのは、物質から出る周波数と、その名前を書いた文字カードの周波数は同一である――ということです。

矢山先生はすでにさまざまな物質の数値（固有の周波数を出すレヨメーターの表記数値）を公開していますから（P83参照）、私も文字カードとその共鳴反応を照らし合わせ、確認してみました。すべて推測どおり。文字カードはレヨメーターの代用として使えることが判明したのです。

代わりを求めた苦肉の策とはいえ、大きな収穫でした。こうしてレヨメーターの代わりに文字カードを使ってのゼロ・サーチ診断が再スタートしました。このハプニングが、私なりのバイオレゾナンス医療への次のステップとなりました。

「重ね煮」から生まれた「塩カード」

開院二年後、友人の医者と一緒に佐賀県の矢山クリニックを表敬訪問しました。そのとき参加した気功教室後のことです。

野菜の「重ね煮」の講習が始まりました。重ね煮は料理というより調理法ですが、でき上がった料理がすごくおいしく、身体を元気にするというのです。

作り方はこうです。鍋の底に塩を軽く振り、刻んだシイタケを並べます。その上にまた塩を軽く振り、刻んだジャガイモを重ねます。また塩を振り、スライスした玉ネギ。また塩。さらに人参を並べ、最後に塩を振って、蓋をして煮る。

下からシイタケ、ジャガイモ、玉ネギ、人参の順になります。一定の法則に従って野菜を順番に重ねるのがポイントです。

食材には陰と陽の力があります。たとえば人参やゴボウなどの根菜類は地下に向かって成長し、身体を温める陽野菜。シイタケなど、きのこや葉菜《ようさい》、果実などは上に向かって成長し、身体を冷やす陰野菜。玉ネギなど中庸《ちゅうよう》の野菜もあります。その陰陽エネルギーの流れを利用すると、エネルギーの詰まった料理ができるというわけです。

下に陰の野菜を入れ、陰から陽へだんだんエネルギーが上昇するように重ね、一番上に陽の強い根菜類を置いて煮ると、鍋の中で、上に向かう力と下に向かう力が働き、自然界のバランスと調和の流れによって最高においしい料理ができるというのです。

（陽の野菜）山芋、ゴボウ、人参、レンコンなど。

（中庸の野菜）カボチャ、玉ネギ、大根、白菜、ネギ、ホウレンソウ、キャベツなど。

（陰の野菜）ジャガイモ、ナス、トマト、シイタケなど。

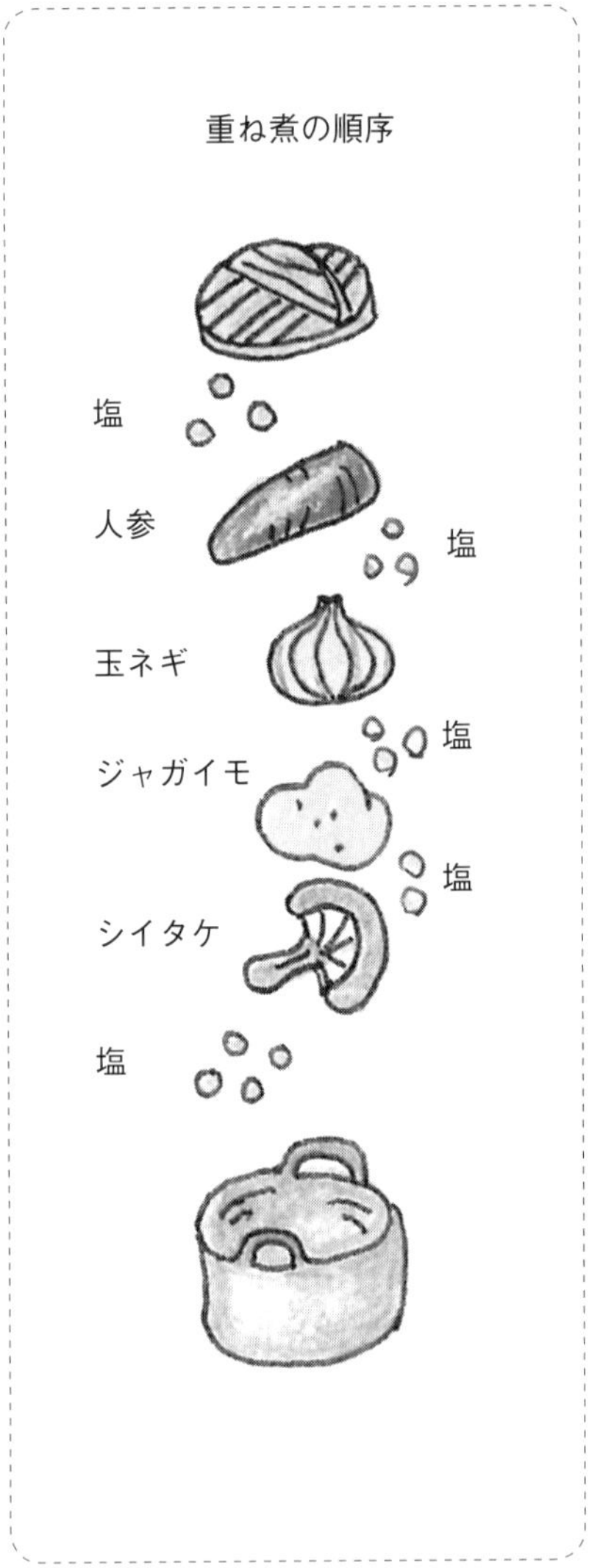
重ね煮の順序
塩
人参
塩
玉ネギ
塩
ジャガイモ
塩
シイタケ
塩

「重ね煮」のエネルギー

でき上がった重ね煮のエネルギーをゼロ・サーチで調べると、最良の漢方薬のように、高いエネルギーが出ていることが分かりました。

次に紙コップを鍋に見立て、同じように刻んだ野菜を重ね、気の流れを体感してみました。紙コップを頭の上に載せると、頭から体内に気持ちの良い気がぐんぐん入ってきます。

佐賀からの帰りの新幹線の中で、仲間の一人と重ね煮をイメージで再現してみました。彼の手のひらを鍋に見立て、「塩、シイタケ、塩、ジャガイモ……」と重ね煮を作ってみたのです。すると彼は「おお〜、これはいい！　気が入ってくる」と感嘆しています。脳内からエンドルフィンがワーッと出るのが分かりました。エンドルフィンは脳内麻薬ともよばれる神経伝達物質の一つです。体内に、嬉しい、楽しい、幸せ、といった感覚がみなぎると、ワーッとこのエネルギーが出るのです。

家に帰ってさっそく、重ね煮の食材を紙に書いてカードを作ってみました。下から順に「塩」「シイタケ」「塩」「ジャガイモ」「塩」「玉ネギ」「塩」「人参」「塩」——順番どおり文字カードを手に載せると、やはり良いエネルギーが入ってくるのが分かります。うん、これはいい気持ち。

たまたま思いついたことですが、重ね煮した食材の名前を記した文字カードを順番どおりに束ねると、一番上に塩のカードが見えることから、このセットを「塩カード」と命名しました。

診療で、患者さんの頭の上に「塩カード」を載せ、気の流れを体験してもらいました。落ち着きがない人に使うと、気分が良くなり、リラックスして落ち着きを取り戻すようです。上から下に向かって良い気が流れ、体内にその気が入るのです。

もう一つ分かったことがあります。

免疫力を高める神経伝達物質にアセチルコリンがあります。免疫力を高めてくれるはずですから、「アセチルコリン」と書いて身体に貼ればいいと分かっているのですが、どのくらいそのエネルギーが浸透するかは存外分かりにくいのです。

試しに「塩カード」の上にそのアセチルコリンのカードを載せて身体に貼ると、アセチルコリンの波動が身体に入ってくるのが分かりました。とすれば、漢方薬や抗生剤のカードを載せたら、そのエネルギーが「塩カード」の強い流れに引き寄せられて体内に入ってくるにちがいない。エンドルフィンと書いたカードを「塩カード」の上に載せて、自分の頭の上に置いてみると、頭頂の百会《ひゃくえ》から気持ちの良いエネルギーがぐんぐん入ってきました。

つまり「塩カード」は、その上に載せたカードの波動を取り込み、そのエネルギーを体内に送りこむ効果があるのです。ちょっと革新的な発見です。これは治療に使えます。エネルギーを体内に注入するときの基盤になりました。この「塩カード」の上に必要なエネルギーカードを重ねれば、効果は抜群です。

CSカードの誕生

その後、文字カードを図形のカードに変えました。文字だけだと、見た目に味も素っ気もなく、絵柄のようなものにできたらいいなと思ったのです。

この天然界、自然界にあるものすべては固有の色と形をもっているにちがいない……そんなことをぼんやり考えていると、幾何学図形がパッとひらめきました。文字よりも図形のほうが情報を多く含んでいるにちがいない。絵柄やシンボル、記号には文字以上の情報が含まれているはず。なにより洗練されています。

作り方はこうです。

まず、丸、楕円、三角、正方形、長方形、五角形、六角形、ひし形、平行四辺形などの図形を描いた一覧表を作ります。次に、それぞれの図形に文字カードを載せて、その共鳴反応を調べます。たとえば、「塩」と書いた文字カードを一覧表の図形に重ね、共鳴する図形を探します。文字カードと図形を重ねたとき、波の乱れがなければ「共鳴あり」。乱れがあれば「共鳴なし」と判定します。一つとは限りません。二つ三つ、四つの図形と共鳴する場合もあります。

探していくと、「塩」に共鳴するのは正方形とひし形と分かりました。正方形とひし形を組み合わせ、なるべく自然体にデザインします（ｐ137参照）。作り方は感覚的なものですから特別の決まりはありません。最後に、選ばれた図形がもとの文字カードと共鳴することを確認します。

次は色です。これも色見本を一覧表にします。色数は、私が考える虹の七色（赤、橙《だいだい》、黄、黄緑、緑、青、赤紫）に白、黒、水色、ピンクを加えた十一色です。先ほどデザインした図形カードをそれぞれの色の上に載せて共鳴する色を見つけます。基本的に一つの図形に共鳴する色は一つです。二種類の図形が同じ色になることはありません。例えば「塩」のカードは四角が水色、ひし形がピンクです。

色が決まったら、最後に、カードに気の想念を教え込みます。色と形が決まった容器に、空中にある情報をスポッと入れる感覚。「塩」のカードには、「あなたは塩ですよ」、抗生剤「クラリス」のカードには、「あなたはクラリスですよ」と教え込むのです。その物体がもつエネルギー情報を図形に注入して、その力を発揮してもらうためです。

古来、宇宙にはすべての記憶が記録されているという教えがあります。たとえば「青木秀夫」という人間についての情報はすべて、この宇宙に遍在《へんざい》しているという考え方です。どこの生まれか、家族は、親は、兄弟姉妹は、先祖は、どういう育ちをしたか、教育は、仕事は、どんな考えか――それを「アカシック・レコード」あるいは「宇宙のデータベース」とよぶ人もいるでしょう。この空間は空っぽでなく、情報というエネルギーで満ちているという考え方です。私たちの体内にあるDNAという「身体の設計図」にすべての情報が蓄積されているように、宇宙を一つの生命体と見れば、そこには全宇宙すべての情報が存在しているということになります。

カードも同じ。あまねく存在しているエネルギー情報をそのカードに教え込めば、その働きをしてくれるにちがいない。図形は、その前身の文字情報と共鳴してでき上がったものですから、情報を教え込むのはたやすいことだと考えたのです。

塩カードの構成

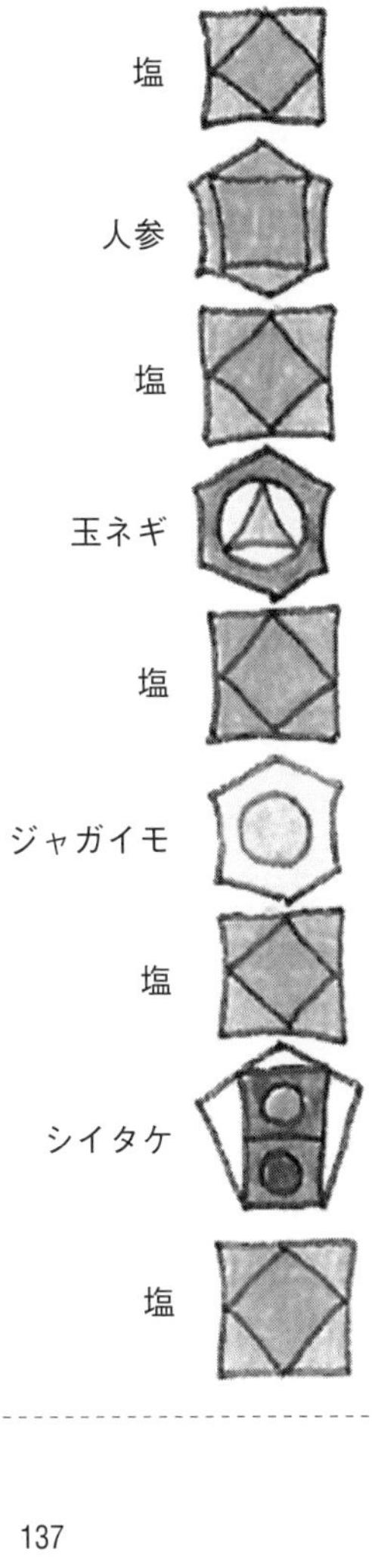

こうして「文字カード」を次々と図形カードに変えていきました。生体や物質が出しているエネルギー情報が小さな紙に図形として表現されることになったのです。カードの色（Color）と形（Shape）の頭文字、CとSを取って「CSカード」と名付けました。「塩カード」ももちろん図形化しました（裏カバーに実際のカードの写真があります。ご一瞥ください）。

バイオサンビーム療法のスタート

この世界にはさまざまな病気を生む障害物質があります。歯科治療に使われる不適合金属。潜在感染となる細菌、ウイルス、カビ、寄生虫など。牛乳や小麦やソバなどアレルギー原因となる食材。防腐剤や着色剤などの食品添加物。スギやブタクサの花粉などアレルギーを引き起こす植物。農薬、界面活性剤などの化学物質。電磁波、マイクロデジタル波などなど。もちろん、ストレスという人間の心に関わるものもその一つです。

障害物質は限りなくありますが、必要度の高いものから一つひとつCSカードにしていきました。カードを作成するには、自分が得た情報を文字にして、それを図案化すればいいだけです。一旦作成すれば実物と同じ周波数を出しますから、実物と考えることができます。これを「病因カード」と名付けました。

次に、生体組織の検査に必要なCSカードも作成しました。病因がどこにあるのかを特定するためです。各臓器、関節、骨、血管、骨髄、神経、筋肉、皮膚などのカード。もっと細分化すれば、より精密な診断ができます。ひとくくりに「脳」とするのではなく、大脳、小脳、脳幹、松果体、下垂体、視床下部など部位別のカードも作りました。

病因カードと生体組織のカードを併せて手にしてもらえば、原因物質は何か、どんな感染症か、どこで起きているか、沈着しているのはどこか、それをゼロ・サーチ反応で特定することができます。

その次に作成したのが、治療効果のあるカード、生体を元気にするカードです。漢方薬や抗生剤などの薬剤、サプリメントは治療効果のあるものです。生体を元気にするものは、太陽や月のパワー、大地にあるさまざまな鉱石のパワー。そしてウイルス・細菌の抗体として働くものなど。思いつくものをカード化し、医療に利用しようと考えたのです。

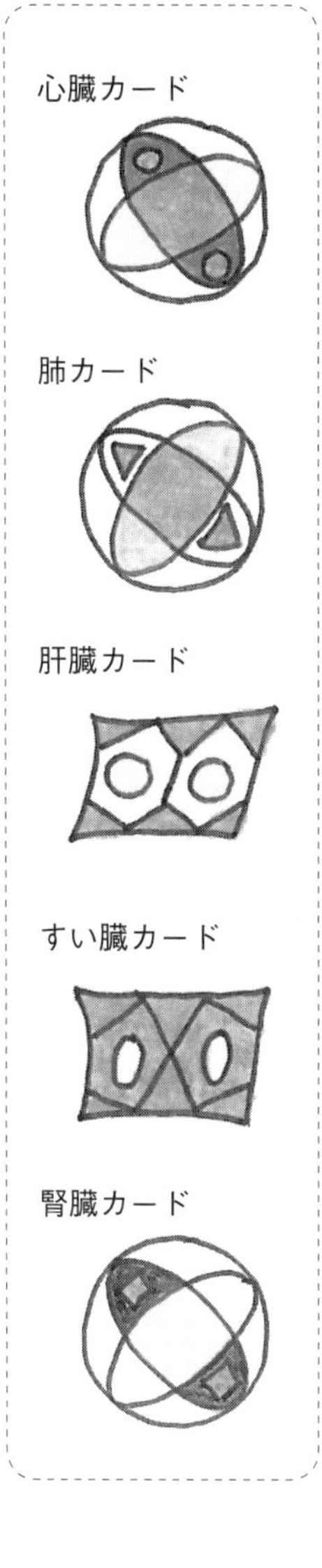

それを「塩カード」の上に載せれば、そのエネルギーを生体に取り込むことができるはずです。個人個人の症状に合わせて必要なカードをセットし、それを身体に付けてもらえば、治療効果のあるエネルギーがどんどん入ると。

ただ、薬剤については考え直しました。カードよりも、やはり実物を使ったほうがいいと考えたのです。病気をもつ本人が、薬剤を服用して治している、治っていく――という実感、その意識。そのプロセスが大切だと感じたからです。

抱っこしないと寝ない赤ちゃん

これこそカード治療の見本、という例があります。

一昨年（二〇一九年）、抱っこして身体を立たせていないと寝ないという赤ちゃんがお母さんに抱かれて来院しました。横にすると、すぐ泣き出します。抱っこしないと眠らないので、お母さんは夜通し抱いていないといけません。疲れ切っていました。ゼロ・サーチで診ると、身体を横にすると胸のあたりで気の曲がりが大きくなり、立たせると、それが出ません。

障害が起きている場所をイメージしながら、「大動脈」と「カンジダ」のカードを二枚手に持たせると、大動脈弓部《だいどうみゃくきゅうぶ》（心臓の上部、頭や上肢に行く血管が分岐する部分）あたりでカンジダの反応が大きく出ます。横にすると泣くのは、付着したカンジダが身体の向きによって大動脈の神経に触れるからではないかと推測しました。どのカードを使うか？　むしろん経験が必要ですが、どこかの神経に触れているのではないかと発想を飛ばせば、それほど難しくはありません。

治療は簡単です。カンジダを除去するカードを「塩カード」の上に載せ、胸に貼り付けると、横にしてもすぐに赤ちゃんはすやすやと眠ってしまいました。漢方薬も抗生剤もなし。大動脈とカンジダのカードの組み合わせで回復。このようにちょっと細かく複雑になると、多分レヨメーターでは見つけられなかったでしょう。

薬剤の処方を見合わせたのは正解でした。赤ちゃんや幼児の場合、できることなら薬剤なしのソフトな治療のほうが良いのです。

患者さんに有効なエネルギーが分かれば、それをカードにして「塩カード」の上に重ね、体内にそのエネルギーを送り込むことができます。セットしたカードを胸の真ん中に貼り付ければ、そのエネルギーが胸腺を介して身体に流れていくようです。小袋を採用し、それにカードを入れて胸の前にぶら下げてもらうことにしました（p142参照）。それと一緒に漢方薬やサプリメントを服用すれば、治療効果は倍増すると考えたのです。

これが当院の新しいバイオレゾナンス医療となり、このように何枚かのＣＳカードを

「塩カード」の上に載せて身体に付ける療法を「バイオサンビーム」と名付けました。

こういういきさつでレヨメーターは不要になったのですが、今になって思えば、あの子どもたちがレヨメーターを壊さなかったらバイオサンビームは生まれなかったわけです。やんちゃなチビたちに感謝です。

レヨメーターの欠点は、すでに数値化されたもの、つまり周波数が明らかになった対象にしか利用できないことです。単独では共鳴反応を調べることができません。その点、CSカードはカードとカードを組み合わせることで共鳴反応を確かめられるので、幅広い病気の診断が可能となりました。

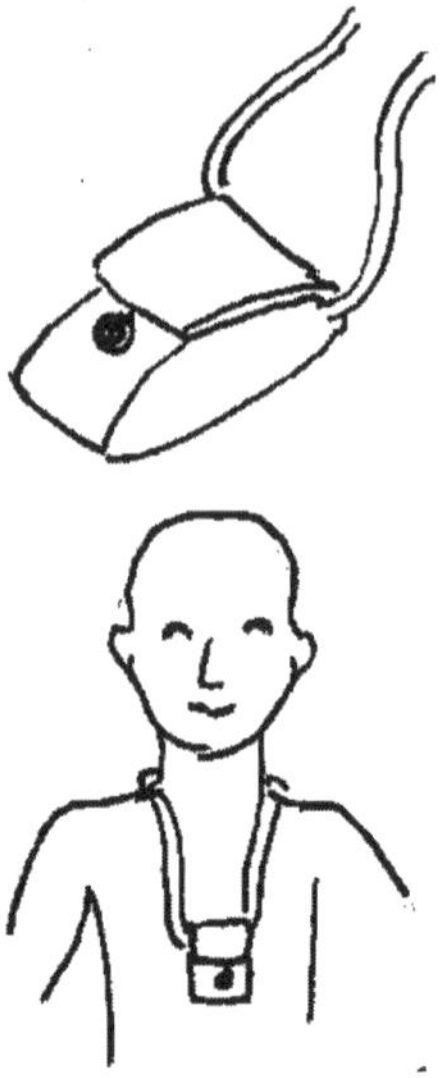

カードを小袋に入れ、
胸にぶら下げる。

バイオレゾナンス医学会で、このCSカードを使用してデモンストレーションをしたことがあります。使い勝手がいいのでスピーディーに診察できること、何より診断だけでなく治療にも使える、という大きな利点を強調しました。

ここ二、三年でＣＳカードの種類がぐんと増え（約二百枚）、さらに東洋医学の五行説や西洋医学の分子構造などを取り入れたことで、治癒の確率が徐々に高くなったように感じています。

身体との共鳴反応を調べて選んだＣＳカードを治療に使っていくと、なるほど「身体は物質であると同時にエネルギー体である」というのがよく分かります。

自然界のパワーを取り込む「太陽カード」

試行錯誤を重ねていくと、なんでもカードにできると分かりました。そこで「いっそのこと太陽のカードを作ってみよう」と思いつきました。太陽はいつも身近にある輝かしい存在、自然界の王者です。見るからに巨大なパワーですから、エネルギー治療に役立ちそうです。特に、日の出、日没の数時間のエネルギーが特別に強いと聞いたので、まず朝日と夕日のカードを作りました。

太陽のカードは、赤い正円と、花のように広がるオレンジ色の六つの楕円が特徴です。正円が外側にあれば朝日、中心にあれば夕日です。

「塩カード」の上に「太陽カード」を載せて手のひらに置くと、パワフルなエネルギーが

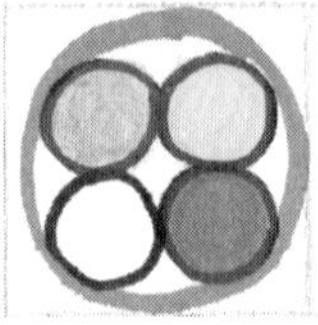
月カード

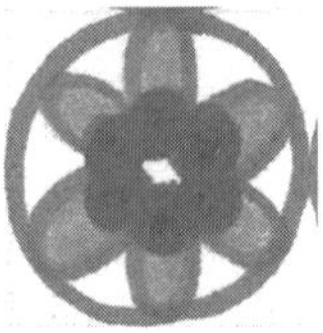
夕日カード

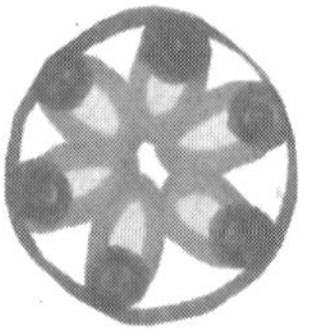
朝日カード

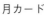

ジワーッと体内に入ってくるのが分かります。朝日は元気のエネルギー、燃えるエネルギー。さあやるぞ、という気を起こしてくれます。夕日はちょっと違って、心を落ち着かせる「癒し」のエネルギー。病気治しには夕日のカードのほうがより効果があるようです。

「太陽カード」を、束ねたほかのカード類の一番上に置くとサマになります。花のようなお日さまがカードの一番上にあるのは見た目も良く、自然のエネルギーを感じることができます。

「バイオサンビーム」という名前は、カードセットの上に「太陽カード」を載せたことから、シンボルとして「太陽《サン》」の名前をいただいたのが由来です。「バイオ」（命のある）、「サン」（太陽）、「ビーム」（光線）――バイオサンビーム。太陽光が体内に注入されるというイメージです。

ちょっと前のことですが（二〇一二年五月二十一日の朝）、私の住む静岡県で見事な金環食が観察されました。夕刊が届くと、

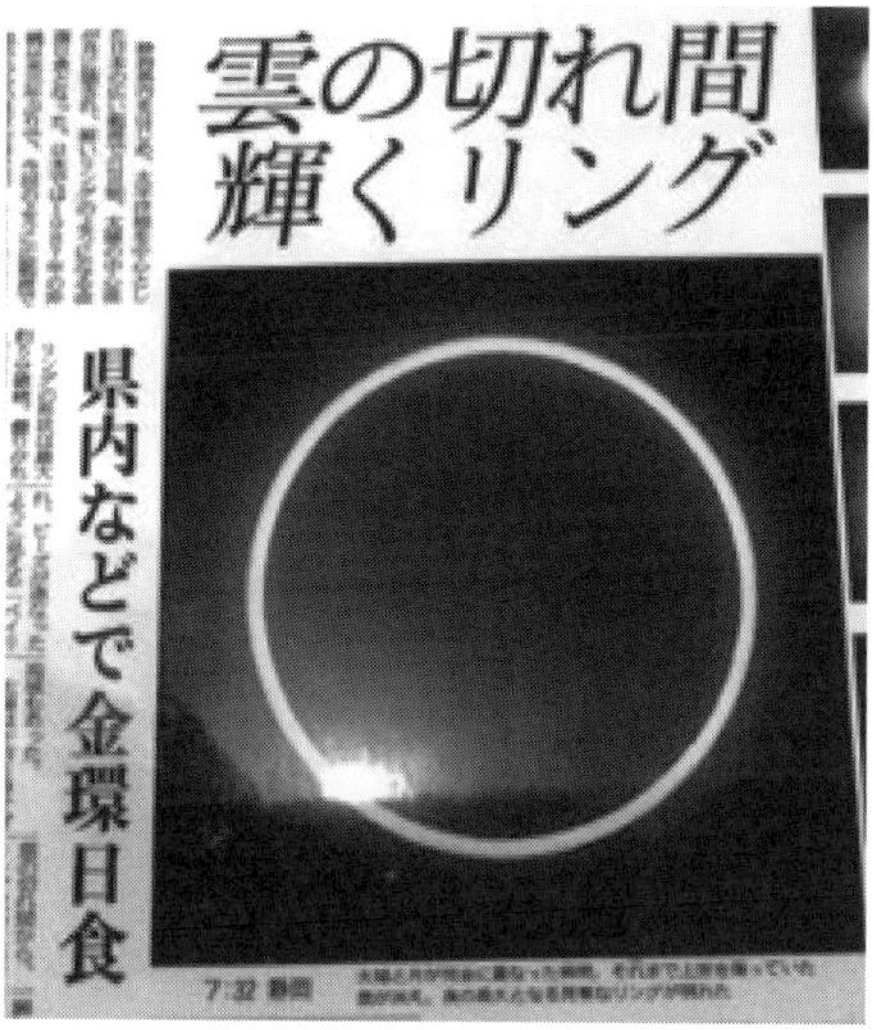

雲の切れ間 輝くリング

県内などで金環日食

7:32 静岡

「静岡新聞」夕刊に掲載。

一面に掲載された金環食の写真が目に飛び込んできました。そこからすごいエネルギーが発せられていたのです。

「これだ、この金環食をカードにしよう」

「太陽カード」の上にひと回り小さい月のカードを載せれば、金環食の現象と同じです。このセットを「金環食カード」としました（次ページ参照）。太陽カードよりも一段とパワフルです。今では療法の大半に「金環食カード」を一番上に置いて使っています。

臓器に共鳴する薬石パワー

宝石や薬石もカードにしてみました。

子どものころから石が大好きで、鉱

物図鑑に親しんで育ちました。よく近所の山や川に行っては珍しい原石を探して歩いたものです。

　小学生のとき、教科書で「雨ニモマケズ」を読んで心を打たれ、宮沢賢治が大好きになりました。以来賢治の作品を読み続け、中学二年生のときに「尊敬する人は？」と聞かれると、迷いなく「宮沢賢治」と答えました。賢治の作品には鉱石や宝石の話が数多く登場し、彼もまた石に親しんだ人であることが分かります。賢治が石のエネルギーについてよく分かっていたのは明らかです。

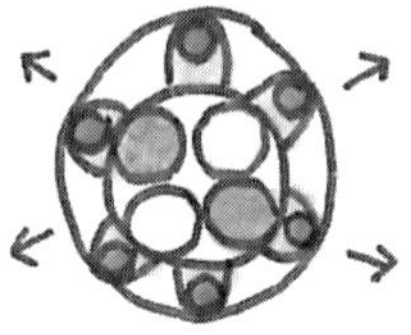

金環食カード

　今でも休みの日には、散歩がてら薬石を拾いに近くの富士川の川縁《かわべり》によく出かけます。薬石は身体を癒す効果のある石で、かすかに放射能を出しています。旅先でも川縁や海辺に立てば、すぐ薬石探しです。エネルギーを出している石を探していると、石のほうからささやいてくれることもあります。

　バイオレゾナンス医学会に「テレセラピー（宝石光線療法）」という代替療法を実践しているお医者さんがいます。京都で開業している内科医の堀田忠弘先生です。堀田先生は患者さんの写真の上に宝石から出る光を当てて遠隔治療をしているという話を耳にして、やはりそうか、宝石にも身体になんらかの効果があるんだ、ぜひ試してみたい、と思っていました。

サファイヤやルビー、ダイヤモンドなどの宝石は、何億年、何十億年もの間、地下深いところで熱せられ、圧力をかけられ、冷却され、結晶化されたもので、そのプロセスを想像するだけで気が遠くなります。

というわけでカードを作って、どの宝石がどの臓器に働くのか調べました。調べるにはちょっと工夫が必要です。「エンドルフィンカード」を利用して、宝石と臓器の共鳴の度合いを測るのです。

エンドルフィンは脳内ばかりでなく、臓器や細胞からも放出されます。多幸感を伴って、ワーッとエネルギーが出ます。「エンドルフィンカード」を臓器のカードの上に載せて、ゼロ・サーチでいちばん強く反応する宝石を調べればいいのです。エンドルフィンのエネルギーが増大し共振すれば、その宝石がその臓器を強くするということになります。

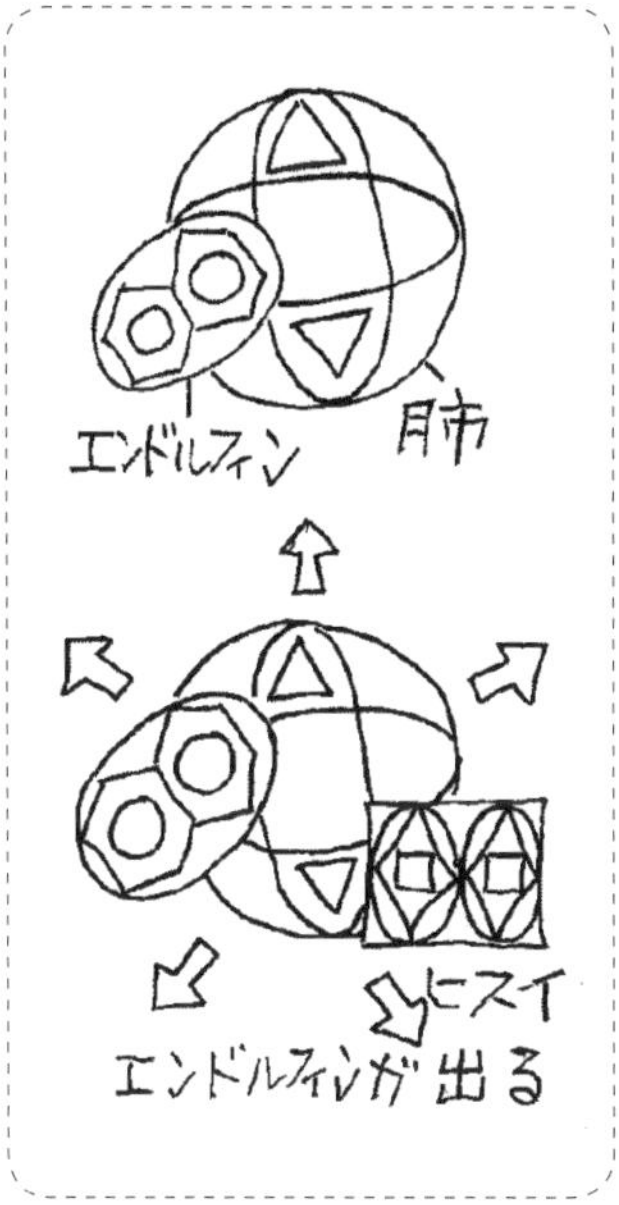

宝石のエネルギーを知ったことは、治療上とても有効でした。宝石ばかりでなく、半貴石（宝石以外の貴石）もバイオサンビーム療法にとても有効であることも分かりました。薬石はいうまでもありません。

こうして鉱物と臓器の関係を調べていくと、それぞれの臓器を元気にする石があることが分かりました。自然界の繋がりは、さすがとても興味深いものがあります。

さらに東洋医学の五行説の考え方を治療に取り入れました。

五行説の相生と薬石の活用

東洋医学の根底に「五行説」があります。古代中国に端を発する自然哲学思想で、万物を「木・火・土・金・水」の五つの要素に分類し、それらの関係を説いた理論です。五行には「相生《そうじょう》」という考え方があり、「あいつとは〝相性《あいしょう》〟がいい」という相性です。五行説では自然の現象を「木・火・土・金・水」という五つのエネルギーの流れで説明します。「木」は燃えて「火」となり、火で燃えて「土」となり、土は「金」を生じ、金は大気から「水」を集め、水は「木」を育てる――という循環で、相乗効果で互いを生かし強める関係です。

五臓六腑の関係も、この相生の流れで成り立っていて、五行説に表わすことができます。

肝臓・胆のうは木のエネルギー、心臓・小腸は火のエネルギー、脾（すい臓）・胃は土のエネルギー、肺・大腸は金のエネルギー、腎臓・膀胱は水のエネルギーとして、「木・火・土・金・水」の流れで、それぞれ臓器がエネルギーを送り、助け合っています。

東洋医学の古典にはこの五行説が取り入れられていました。弱っている臓器を元気にするには、エネルギーを送ってくれる臓器を強化するという考え方です。たとえば心臓が弱っていたら、心臓を助ける肝臓を強化するための薬草や食べ物を摂取したのです。臓器は弱ると、自力で薬や栄養を分解できないので、それぞれの臓器の自然な循環の働きを利用したわけです。

臓腑の五行

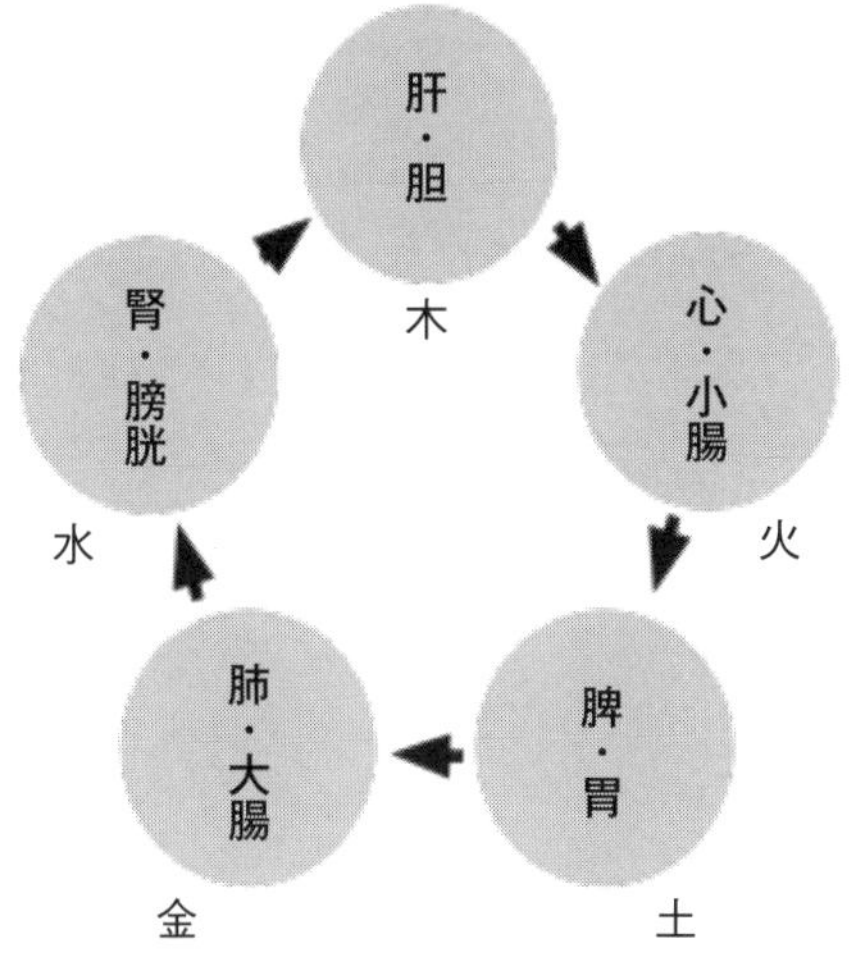

こうした治療体系は西洋医学にはありません。現代の東洋医学の通常治療にもなぜか採用されていません。でも、もともと東洋医学にあるものです

から、使わない手はありません。CSカードで臓器のエネルギーの増減を調べ、臓器のエネルギー強化に五行の循環と鉱物の力を利用すれば、より効果的な治療ができると考えました。先ほどの臓器の相生《そうじょう》の流れで例えれば、心臓病には肝臓を強化するザクロ石のエネルギーを使うのです。肝臓はパワフルになって心臓にエネルギーをどんどん送り込み、心臓は癒されて回復する、というシステムです。それぞれの臓器に対応する石は必ず存在します。自然界は見事に調和しているのです。

臓器以外にも、特定の症状に反応する宝石や鉱石があることが分かりました。石のエネルギーは治療にも使えそうです。めまいにはエメラルド、風邪には緑柱石、寄生虫にはジルコン、カンジダにはトルマリンというように、調べていくと身体に良い宝石や鉱石がどんどん出てきます。

そのほか、古来より病気治しに利用されていた「薬石」があります。姫川《ひめかわ》薬石もその一つです。この薬石を利用した温泉に、秋田県の玉川温泉、鳥取県の三朝《みささ》温泉、新潟県の村杉温泉、山梨県の増富《ますとみ》温泉などがあります。玉川温泉は、〝がんが治る奇跡の温泉〟として話題になったこともあります。

他にも薬石といわれる鉱物をいくつか調べてみましたが、そのほとんどから微量の放射能が出ていることが分かりました。これらの薬石に含まれた天然の放射能、ラジウムやラドンが人体の代謝系や防御系を活性化して細胞を健康にするという「放射線ホルミシス」効果を発揮します。

臓器と鉱物の関係

肺 ⇦ すい臓 ＋ ソーダライト*
（*ナトリウムを含む青色の鉱物）

大腸 ⇦ 胃 ＋ ソーダライト
すい臓 ⇦ 心臓 ＋ コルンビット*
（*福島県石川町近くで産出される鉱石）

胃 ⇦ 小腸 ＋ 金桜石*
（*山梨県金櫻《かなざくら》神社近くで産出される鉱物）

肝臓 ⇦ 腎臓 ＋ 十勝石*
（*北海道十勝近くで産出される黒曜石）

胆のう ⇦ 膀胱 ＋ ルビー
心臓 ⇦ 肝臓 ＋ ザクロ石（ガーネット）
小腸 ⇦ 胆のう ＋ オパライト*
（*オパールではなく、ジャスパーに属する黄色のまだら模様がある鉱石）

腎臓 ⇦ 肺 ＋ ヒスイ
膀胱 ⇦ 肺 ＋ ゼブラジャスパー*
（*ジャスパーに属する黒白のゼブラ模様の鉱物）

心包* ⇦ 肝臓 ＋ オパライト
（*心臓を包む膜または袋のこと）

三焦* ⇦ 脳幹 ＋ 姫川石《ひめかわいし》**
（*伝統中国医学における六腑の一つ
**新潟県糸魚川で産出される天然ラジウム鉱石
学術上の姫川石とは異なる）

芹沢文学に出てきた薬石「日本の宝」

ＣＳカードは、必要とされるタイミングで、一つまた一つという具合に、それぞれのストーリーをもって登場したような気がします。「日本の宝」という薬石のカードもそうして出てきました。

一昨年（二〇一九年）のこと。芹沢文学愛読者の女性が興味深い資料を持参して見えました。戦前に芹沢真一氏（光治良先生の兄）が国からの命令で調査・研究した「日本の宝」という名の鉱石に関する資料で、その効果効能と産地が記されてありました。当時、戦争に役立つ資材として鉱石も研究対象だったにちがいありません。原子爆弾の原料になったウラン鉱石はその最たるものですが、軍事機密扱いという厳命のもとに、放射性物質を出す鉱石を探索していたようです。戦後しばらくしてから、三木首相にその資料の一つが提出されたそうですが、女性が持参したのはそのコピーでした。

芹沢真一氏が調査した鉱石は、もともと天理教の二代目教祖といわれた「播州《ばんしゅう》の親様《おやさま》」井出国子《いでくにこ》によって調査を命じられたものでした。『人間の運命』（第十三巻）に、一郎（真一氏がモデル）が白い鉱石を取り出して「人間の躰にもきく薬代用になるもの……」と紹介するくだりがあります。

石に関心がある私も興味深く読んだところです。「日本の宝」とよばれたこの鉱物は鉄鉱石の一種で、薬品や肥料に実用化されていたようです。芹沢真一氏の家族はこの石を粉にして飲んで病気を治していたそうです。

私はぜひこの石を手に入れたいと思い、「芝川読書会」の人たちと見当をつけて産地と思しきところに行ってみると、それらしき石があり、直感ですぐこれだと分かりました。拾って帰り調べてみると、本当に「日本の宝」でした。

その直後、知り合いが手にひどい怪我をしたとやってきました。骨が見えるほど傷口がぱっくり開いて、出血が止まらない状態です。私は縫合を勧めました。ところが当人は「日本の宝」のことをすでに知っていて、「これで治す」とこちらの話を聞き入れません。石を直接傷の上に載せて上から押さえ、「これで治る」と帰ってしまったのです。

「明日、必ず消毒に来なさい」と伝えたので渋々見えたのですが、見ると、出血は止まり、肉も盛り上がり、傷もくっついていました。「〝日本の宝〟はなんにでも効く」と言われていましたが、免疫を働かせ細胞を活性化する成分があるのでしょう。この効能をもってすれば、いろんな病気を治せそうです。播州の親様のいうとおり、まさに「日本の宝」でした。

「日本の宝」からは生命を元気にするシューマン波（地球の表面を取り巻く自然電磁波）が出

ていて、脳、神経、肺、すい臓の働きを活性化する作用もあるようです。播州の親様にお許しいただき、免疫系効果のあるＣＳカードとして働いてもらうようになりました。

抗体カード

人がウイルスに感染すると、体内の免疫システムが作動し、ウイルスの情報を分析し、その抗体をつくります。抗体はピンポイントでウイルスを攻撃して消滅させることができます。毒性の強いウイルス感染では、抗体がつくられる前に生体が大きなダメージを受けることもありますが、たいていは抗体ができて自然治癒します。そのため、「抗体カード」を作っておけば治療に役立つと考え、感染しやすいウイルスとその抗体のＣＳカードを用意してあります。

昨年（二〇二〇年）一月半ば、中国・武漢で発生した新型コロナウイルスをニュースで知り、近く日本でも流行るだろうと、新型コロナウイルスとその抗体のカードを作成しました。実際に感染した人の情報やウイルスの写真などがあれば、カードを作成することができます。「新型コロナウイルス」と紙に書き、そこへ「武漢で肺炎で亡くなった方」、次に「この人がかかっているウイルス」と情報を入れます。若干の不安もありましたが、こうして「新型コロナウイルス」のカードができました。

次に、それに対する抗体カードです。ウイルスカードがあれば、抗体カードは簡単にできます。図形はどちらも同じ。違いは色だけです。

ウイルスカードと抗体カードを合わせると周波数がゼロになり、ウイルスの波動が消えることが分かります。さらにウイルスカードの波動を消す漢方薬を探すと、四逆散《しぎゃくさん》と十全大補湯《じゅうぜんたいほとう》と分かりました。

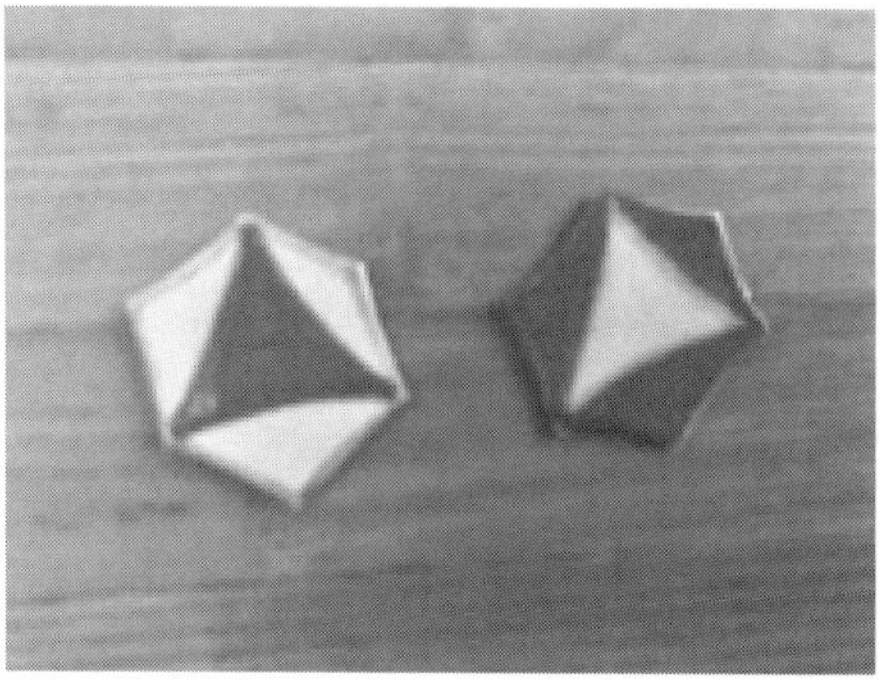

新型コロナウイルスカード（右）とその抗体カード（左）。

写真の右が「新型コロナウイルスカード」。赤い六角形の中に黄色の三角形が入っています。左の色違いが「新型コロナウイルス抗体カード」です。

あとで調べて分かったことですが、抗体カードに薬石カードを合わせると、治療効果はぐんと上がります。新型コロナウイルスは風邪ウイルスに近いものだと分かっていたので、風邪に効果のある「緑柱石カード」を合わせて試しにエネルギーをチェックしてみると、「効果あり」と反応が出ました。

CRPカード

感染症に対しては、まず細菌やウイルスに感染していないかどうか、CRP（C反応性タンパク）反応を調べます。CRPは、細菌やウイルスが体内に入り、炎症が起きているときに血液中で上昇するタンパク質です。

患者さんに「CRPカード」を手に持ってもらい、ゼロ・サーチで体内の反応する部位を調べます。胸腺の部位で反応すれば、たいていはウイルス感染。鼻、喉、気管支、胆のう、膀胱などの部位で反応すれば、細菌感染と判断します。

CRP反応の大きさは、イメージ上の物差しとゼロ・サーチで調べます。経験上、その数値をインフルエンザウイルスなど毒性が強いウイルスは130、風邪ウイルスは120と設定しています。

冬になると風邪や発熱などで患者さんが来院しますが、胸腺部位でのCRPの数値で、インフルエンザウイルスか、風邪ウイルスかの区別がつきます。インフルエンザウイルスについてはA型香港・ソ連、新型、B型などのカードをすでに作成済みですから、それぞれのカードの共鳴反応を診れば、それと特定できます。

また、インフルエンザウイルスに限らず、病原微生物についても、それに対応するCS

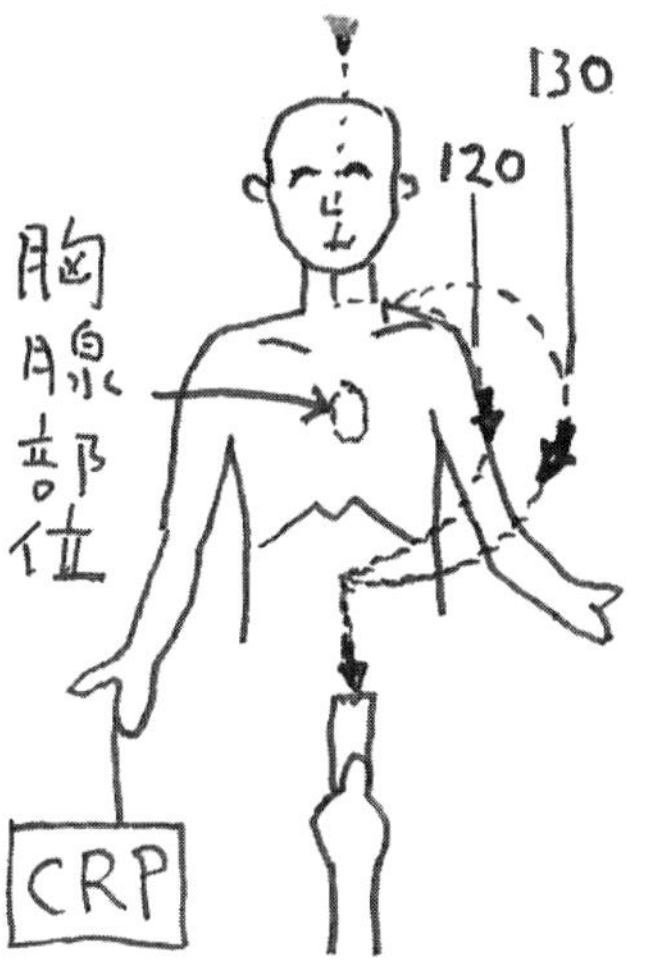

CRP 反応を調べる。

カードを作って網を張っていれば、ゼロ・サーチで捕らえることができます。ジカ熱、デング熱、寄生虫なども感染病原微生物ですから、同じように病原をカード化し、同時にその抗体カードを作成して対応します。

未知の新しい病原がやってきたら、その情報をカードに取り入れ、治療にはその波動を消してくれる抗体カードを作ればいいわけです。

実際には抗体カードに併せて有効なエネルギーのカードを加え、それをセットにして着用するわけですが、服用する抗生剤や漢方も事前に調べ、できる限りの駆除効果を工夫します。

電磁波を消すカード

身の周りを見渡せば、携帯電話、蛍光灯、テレビ、パソコン、電子レンジ、Ｗｉ－Ｆｉ、

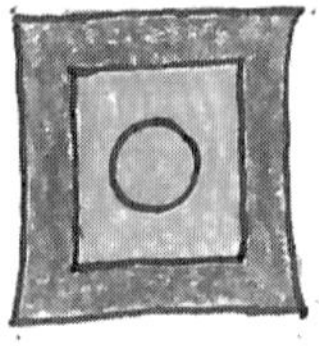

抗デジタル波カード

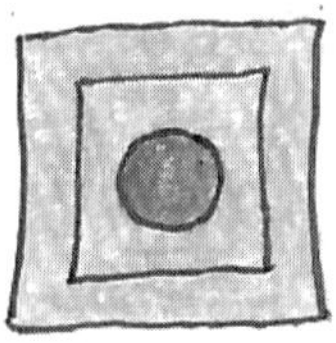

デジタル波カード

プリンター——私たちは、数えきれないほどの電化製品にびっしり囲まれています。科学の進歩はいいことばかりではありません。昨今、電磁波障害を受ける患者さんの数が驚異的に増加しています。大量の電磁波を浴びることになり、電磁波障害が生まれました。静岡県の片田舎の小さなクリニックにもその被害を被った患者さんがよく来るようになりました。見過ごすわけにはいきません。まずは電磁波から身を守るバイオサンビームを考えました。

　電波は空中を飛ぶ電気エネルギーの波ですから、「デジタル波」と特定したカードを作成し、次にデジタル波を消すカードを作成したのです。「そんなものがあるか」と思われるかもしれませんが、情報さえあればできるのです。

　作り方は「新型コロナウイルスカード」の場合と同じ。カードに「デジタル波」と書き、「携帯電話や電化製品から出ている電波エネルギーの波」という意識を注入して、まずCSカードを作ります。その上で、その電波を消すカードを作

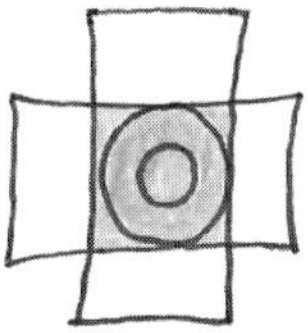

ブラックホールカード

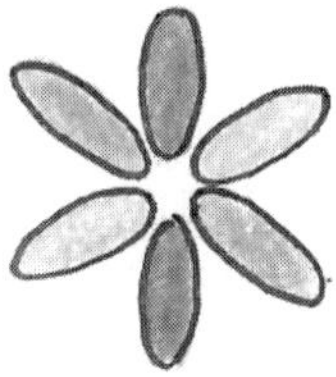

重力波カード

ればいいわけです。

こうしてでき上がったのが「抗《こう》デジタル波カード」。でも、どうもまだ不充分です。必要なエネルギーがあるはずだ……と考えていると、ブラックホールに関した新聞記事が目に留まりました。

記事には「ブラックホールは宇宙の進化に重要な役割をしている」とあります。従来、ブラックホールはあらゆる物質を呑み込んでしまうと考えられていましたが、「銀河の中心の超巨大ブラックホールの回転が周囲の磁場と作用して、外部にエネルギーを発生させているというデータが観測された」とあります。

……エネルギーを吸収し、エネルギーを生む？

さっそく「ブラックホールカード」を作成しました。でき上がると、身体になんともいえない心地よさを感じます。使えそうです。なんとなくふと、ブラックホールと「重力波カード」を合わせてみたらどうなるだろうと思いつきました。

重力波は二〇一六年に初めて観測されて話題になり、すぐカードを作成していたのです。

　重力波はアインシュタインが「一般相対性理論」で予測したもので、簡単にいうと、質量をもった物体（星）が運動をする影響で時空に歪みが生まれ、その歪みが超微細な波として光速で伝わる、という考えです。電磁波の仲間ですが人工物ではなく、宇宙にある自然な波動現象です。

「抗デジタル波カード」に「ブラックホールカード」、そこに「重力波カード」を合わせた瞬間、自分の周辺の電磁波がパッと消えました。これだ！

　こうして「ブラックホールカード」「重力波カード」「抗デジタル波カード」、それにいつもの「塩カード」を重ね、そのセットを「抗電磁波」と名付けました。これを枕元におけば蛍光灯やテレビからの電磁波を消し、胸に付ければ電磁波は吸収されて、良いエネルギーだけが身体に入ってくることになります。電磁波の悪影響を受けません。


【抗電磁波】

○「ブラックホールカード」
○「重力波カード」
○「抗デジタル波カード」
○「塩カード」

デデ波カード

ところがです、携帯電話がガラケーからスマートフォンになり、マイクロデジタル波を送受信する基地局があちこちにばんばん建ってくると、それぐらいではとても追いつかなくなりました。マイクロデジタル波とは、電子レンジ、携帯電話、Ｗｉ－Ｆｉなどの高周波の電磁波です。

当院の近くにも新しく基地局の鉄塔が建ちました。ゾッとするような嫌な感覚があります。特に伴侶はマイクロデジタル波過敏症で、だるい、頭痛、めまい、不眠などさまざまな障害を感じるようになりました。同時に、電気機器からの電磁波（低周波交流電磁波）と、基地局やＷｉ－Ｆｉからのマイクロデジタル波両方の影響を受けて障害を起こしている患者さんがやってくるようになったのです。異常事態です。なんとかしないといけません。

携帯電話の周りは電磁波とデジタル波が過密に交錯していて、二つが合体すると、新しい電磁場を発生させます。過敏症の方は電磁波を受けた瞬間、身体がビクッと反応して、頭痛やめまいなどの障害が起きるようです。

空気中を飛び交うデジタル波を排除するのは今のところ不可能です。といって、このままではどうしようもありません。新たに生じた電磁場に対して、身体の反応を止める働き

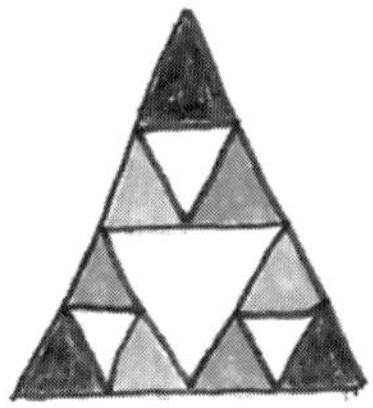

反デデ波カード

をするカードを作らなければなりません。

そこで、電化製品の電磁波とマイクロデジタル波が合体した波の物理現象を「デデ波」と命名し、「デデ波カード」を、次いで色違いの「反デデ波カード」を作成しました。「反デデ波カード」と「抗電波カード」を合わせ、そこに「ゼブラジャスパー（鉱石）カード」を加え、最新の電磁場対策カードを作りました。このセットを「電波快晴」と名付け、胸腺の前に付けてもらうことにしました。電磁場に入り込んで身体が反応する前に、電磁波とデジタル波の二つを吸収してしまおうというわけです。障害を受けている方の役に立っているようです。伴侶の症状もかなり改善しました。ただし、人によっては数カ月で効果が切れる場合があり、折々交換しなければなりません。エネルギーに敏感な方は、効果が切れるのが分かるようです。

【電波快晴】

○「反デデ波カード」

○「ゼブラジャスパーカード」

○「抗電波カード」

○「塩カード」

二〇二〇年に開始された５Ｇ（第5世代移動通信システム）の特徴は、マイクロデジタル波による超高速・超大量接続・超低遅延、そして高速ダウンロードです。

将来的にはこうしたシステムを駆使して車の自動運転なども実現化されるでしょうが、進化する情報化社会に追いまくられるように、人間はますます大量のマイクロ波を被曝することになります。60ギガＨｚのパルスマイクロ波に晒されることで、皮膚疾患や皮膚がんへの影響、白内障などの目の疾患、心臓や免疫系への影響、がん細胞への影響が指摘されています。科学技術が進化すれば、こちらも対抗して進化しないといけません。日々、進化あるのみです。

クリムカード

最近になって、「クリムカード」というバイオサンビームを追加しました。不思議に思われるかもしれませんが、これも存在しないものをカードにした一例です。

牛乳の過剰摂取やアレルギーでさまざまな障害が起こることがはっきりしたので、その対策として、食品中に混入している牛乳の波動を消すカードを作成しようと考えたのです。

どの病院でも、牛乳の過剰摂取による障害を問題にしていませんが、私は現場で数多く直面しています。たいていは子どもの湿疹です。その多くは牛乳アレルギーによるものと私は診ています。それが電磁波と相乗してさまざまな障害を引き起こしています。湿疹、めまい、頭痛、胃腸障害、痛み――なんでもあります。

日常生活から乳製品を排除するのはなかなかやっかいです。ケーキやパンにも結構な量の牛乳が使われていますし、乳製品は乳酸や乳糖といった形でさまざまな食品に使われており、本気で排除するとなると、患者さんにとって大きなストレスになるからです。

そこで、そうした乳製品入り食品から牛乳の波動を消すカードを開発しました。もちろん世の中にそんな物質はありません。「牛乳反応を消す」という情報をもとに、いつものように図形を作ったのです。牛乳反応を消すということで、ＭＩＬＫ《ミルク》を逆さまにしてＫＬＩＭ《クリム》、「クリムカード」と名付けました。このカードをパンやお菓子の上に数時間置くだけで、牛乳の波動を消すことができます。

カードができ上がってさっそく、コンビニで購入した甘い菓子パンで試してみました。ゼロ・サーチ診断では、牛乳成分がたっぷりと入ったパンの食品レベルは、私独自の数値でいうと１３０ぐらい。なんとか「食用可」というレベルです。パンの上にカードを一時間載せると牛乳反応は半分消え、二時間で全部消えました。食品レベルは３２０。食品として滋養のあるレベルになっていました（p179参照）。

牛乳反応を消すのに要する時間は、水分のあるものは二時間、乾燥したものは四〜五時間。このカードを載せるだけで、チーズやバターなどから牛乳反応が消えます。ただし、牛乳そのものと生クリームには効果がありません。「クリムカード」を使えば、乳製品排除の指導を受けている方でも、制約を緩めることができます。牛乳アレルギーの子どもも、誕生日ぐらいはケーキでお祝いすることができます。我ながらよく思いついた、ちょっぴり自慢のカードです。

【クリムカード】

○「月カード」
○「抗マイクロウェーブ波カード」（電子レンジの電磁波を特定した抗体カード）
○「抗電波カード」
○「塩カード」

きっかけは、乳製品をカットしている牛乳障害の方から牛乳反応が出たことです。彼は真面目に牛乳排除の食生活を徹底していたので、それを指摘されると「濡れ衣だ」と怒り出しました。

ゼロ・サーチで診るとどうも豆乳が怪しいので、次の診療日にいつも飲んでいる豆乳を持参してもらいました。なんと当クリニック推薦のM豆乳です。そこからあるはずのない牛乳波動が出ているのです。試しにクリニックに隣接する「森次郎」で販売しているM豆乳を調べると牛乳反応は出ません。購入先を尋ねると、最大手のネット通販店とのこと。ピンときました。すぐ、原因はそれではないかと疑いました。電磁波汚染です。

報道番組で見たのですが、そのネット通販店の倉庫管理は最新システムを使ってすべての商品の仕分けを行ない、配送はすべてロボット管理されていました。倉庫の中は大量の電磁波と通信電波が飛び交っています。保管中の食品がなんらかの影響を受けているにちがいないとみたのです。デジタル波と電磁波が共鳴して牛乳カゼインと同じ波がつくられるのではないか……？　そこで、「森次郎」で保管しているM豆乳の上に「マイクロウェーブ波カード」と「電波カード」を数時間載せて調べてみたところ、やはり牛乳反応が現われたのです。予測どおりです。

昨今のように電磁波・通信電波が飛び交う環境の下では、電子レンジの近くにある調味料類やフライパン、その棚の下にある鍋、どれもこれも牛乳波動を出します。それらを使って調理すれば、料理も牛乳反応を起こします。信じられないような話ですが、本当のことです。

「クリムカード」の注意点は、冷蔵庫の中では使用しないこと。冷蔵庫も電磁波を出しているので、どうしても保冷が必要であれば、「クリムカード」で処理をしてから冷蔵庫に保管します。

電磁波と新型コロナウイルスの関係

パンデミック騒ぎで、新型コロナウイルスについて考えさせられることがありました。知り合いの医者から「新型コロナウイルスは人工的に作られたという説がある」と聞き、もしやと思って、以前作った「新型インフルエンザウイルスカード」に「デジタル波カード」を載せて波動を調べてみると、なんと新型コロナウイルスのカードと共鳴するのです。……新型インフルエンザウイルスはデジタル波を浴びると、新型コロナウイルスに変異するのではないか？

新型コロナウイルスの初期の発症場所を見ると、武漢でもヨーロッパでも、携帯電話のデジタル波の強いところに大量に発生しています。つまり、デジタル波がドラッグ因子（引き寄せる原因）になっているのではないかという疑問です。今後５Ｇの基地局がどんどん増設され、携帯電話もさらに高性能化していくでしょう。また新たに危険なウイルスが出現するかもしれません。これらに対して、なんらかの対策を施さないといけない時代を迎えているような気がします。

「Ｐ‐ＴＨＰ」のカードで失われた抗がん剤を再現する

バイオサンビーム療法は現代医学とかけ離れている、と思われるかもしれません。ところが最先端の治療技術をバイオサンビームに取り入れてみると、すごいことが起こりました。やはり「効いちゃった！」のです。

ことの発端は三、四年前にさかのぼります。診察中に矢山先生から電話が入りました。弾んだ調子で「これでがんは治るよ」と明るい声です。「これ」とは、崇城《そうじょう》大学特任教授の前田浩氏が開発した「Ｐ‐ＴＨＰ」というがん治療薬でした。

抗がん剤はがん組織だけでなく、健康な細胞もやっつけます。つまり副作用が大きく、吐き気などで苦しい思いをすることがほとんどです。Ｐ‐ＴＨＰは、ピラルビシン（ＴＨＰ）という抗がん剤にサイズの大きい高分子ポリマー（Ｐ）をくっつけたもので、高分子という特徴を利用した「がんの特効薬」として登場しました。

がん細胞は血管増殖因子を出し、自ら血管を作り、それを通じて栄養を取ってどんどん大きくなります。がん細胞が作った毛細血管は、他の正常な毛細血管に比べて粗雑で、栄養分などが出る穴がとても大きいのです。注射で血液に入ったＰ‐ＴＨＰは高分子サイズなので、正常な毛細血管からは出ることなく、穴の大きいがん組織の血管からだけ出ていきます。つまり、結果としてＰ－ＴＨＰはがん組織だけに入りこむのです。抗がん剤ピラルビシンとポリマーをつなぐ紐（リンカー）は酸化すると切れるようになっています。がん細胞の周辺は酸性ですから、そこで紐が切れ、ピラルビシンはポリマーから離れて直接がん細胞に取り込まれます。その結果、がん細胞だけが死んでしまう――という仕組みです。

がん細胞だけに働くというのなら、副作用もないはず。すると入院もいらず、通院だけで済むという夢のようながん治療薬です。

『がん治療革命「副作用のない抗がん剤」の誕生』（奥野修司著　文藝春秋　二〇一六年）には、Ｐ－ＴＨＰの効用と、それが効率的に効いた臨床例が多数紹介されています。ただこの抗がん剤は研究段階ということで一般には出回っておらず、臨床テストの成功報告のようなものでした。

矢山先生は開発者から試験段階のＰ－ＴＨＰを手に入れ、ゼロ・サーチでチェックしました。副作用がなく治癒効果も高いことが分かったとのこと。そこで実際に臨床で使用してみると、たしかに良く効き、「これでがんは治る！」との確信を得て、バイオレゾナンス医学会で発表されたのです。誰もが早くこの特効薬が製品化されることを待ち望みました。

ところが喜びもつかの間、特効薬P－THPは試験用サンプルがわずかに出回っただけで、生産されずに終わってしまったというのです。矢山先生はじめバイオレゾナンス医学会のメンバーたちはがっくりです。結局、生産中止の理由は分からず、なんとも不思議な結末です。現代医学の世界は「白い巨塔」のようで、一般人にはなかなかつかみどころのないものがあります。

抗がん剤の仕組みをカードに再現する

クリニックにはがん患者さんも見えますが、とくに末期の患者さんの場合、一進一退が続いてなかなか回復の兆しが見えないと、患者さん同様こちらもひどく落ち込むことがあります。そんなことが続いて、ふとP－THPの治療効果を思い出しました。薬剤は使えなくても、P－THPの化学構造をバイオサンビームに取り込むことができるのではないかと考えたのです。宇宙にはすべての情報が遍在していますから、P－THPの情報もあるはずです。抗がん剤を構成する薬理物質の情報をそれぞれカード化すれば、現物と同じ働きをするのではないか？　そこで抗がん剤ピラルビシン、高分子ポリマー、リンカーの波動情報をそれぞれCSカードにし、三つをセットにした「P－THPカードセット」を作成してみました。

P-THP カードセット

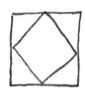

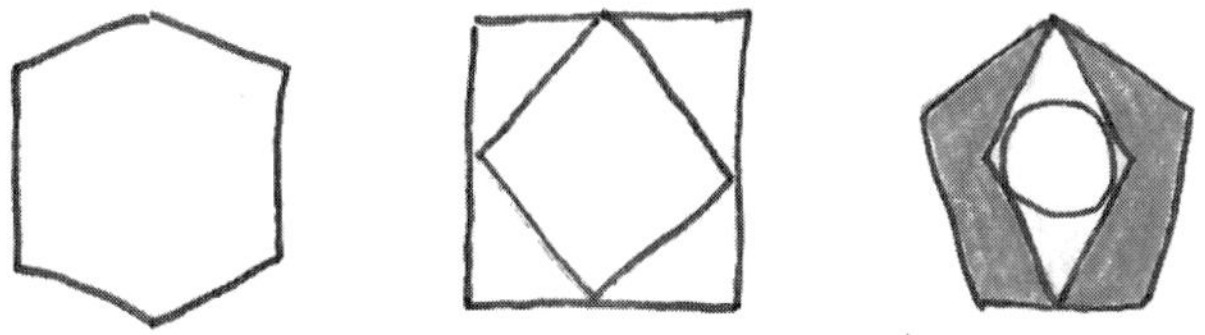

リンカーカード　高分子ポリマーカード　ピラルビシンカード

次に、そのセットの上に、対象となる臓器のカードと、それを活性化するカードを載せます。つまり、子宮がんなら子宮に対応するカード、前立腺がんなら前立腺に対応するカードという具合に。さらにこのがん対応カードを強化するために、免疫効果のある「日本の宝カード」（p152参照）と自然エネルギーいっぱいの「金環食カード」（p146参照）を加えました。上から次の順序です。

【がん対応カード】

○「金環食カード」
○「日本の宝カード」
○対象臓器のカード
○臓器を活性化する鉱石のカード
○「Ｐ-ＴＨＰカード」（ピラルビシン、高分子ポリマー、リンカーの三枚セット）
○「塩カード」

これらを胸腺の上に付けてもらいます。もちろん、合併症の対策もします。

これまで当院のがんの治癒率は50%ぐらいでしたが、この方法を活かすことで治癒率が劇的に上がりました。

「P-THP」のバリエーション

P-THPの高分子ポリマーは、がん組織にだけ入り込める大きなサイズというのがその特性です。それを活かして、抗がん剤の種類を変えてみてはどうかと考えました。

抗がん剤ピラルビシンの代わりに、シスプラチン（白金製剤）という、より強力な抗がん剤に変えたセット「P-シスプラチン」です。もう一つは、抗がん剤の代わりにZnpp（亜鉛プロトポルフィリン／ヘモグロビンの鉄の部分を亜鉛に置換したプロトポルフィリン）をセットにした「Znppカード」です。これを腫瘍に取り込ませるのです。Znppは酸素と結合しており、それに青い光を当てると活性酸素を放出してがん細胞を叩く、という方式です。「Znppカード」に、青い光の波動を出す「トルコ石カード」も加えることになります。こうして抗がん剤の種類を変えることで、それぞれの患者さんにどの抗がん剤がより効果的か、つまりどのバイオサンビームがより合っているか選ぶことができます。

一つ問題となるのは、抗がん剤が効かないがんがあることです。

転移するがんに、「がん幹細胞」というがんの親玉があります。女王蜂が次々と働き蜂を生み出すように、一つのがん細胞からがん細胞が増殖するのです。「Ｔｙｐｅ２」といわれ、既存の抗がん剤や放射線療法に抵抗性を示すことが知られており、このがん幹細胞が一つでも残っていると、転移したり、再びそこでがん細胞が増殖し再発が起こります。

このがんに対して、如月総健クリニック院長白川太郎先生がビタミンＢ１、ヨウ化カリウム、ヨウレチンを点滴することで効果を上げていると知り、この三つをカード化して「Ｔｙｐｅ2対応セット」とし、「Ｐ－ＴＨＰセット」と併せて対処しました。

これらのバリエーションで、今のところ、すべてのがんに対応できることになりました。むろんこの方法に副作用はなく安全で、しかも経費も安くて喜ばれています。

「Ｐ－ＴＨＰカードセット」ができ上がるとすぐに、前立腺がんの患者さんが立て続けに来院したため、さっそくこの方式を実行することになりました。全員が治り、結果は予想以上のものでした。「治っちゃった」のです（次章参照）。

なんでも治る？「なきだまカード」

この春、矢山クリニックを訪れた際、「プラズマパルス療法」という画期的な治療法を紹介されました。細胞に大量の電子（プラズマ）を与えると、老化の原因である活性酸素を産出することなく、生命活動エネルギー・ＡＴＰ（アデノシン三リン酸）が増加するというものです。がんやリウマチ、糖尿病にも効果があるといいます。佐賀から帰ると、タイミングよく歯科医師の秋元先生がすでに導入して治療しているというのでさっそく行ってきました。発明家の田丸滋氏が考案した「プラズマパルサー」という機器です。

資料を読んで「プラズマカード」を作成すると、確かにエネルギーが出ています。以前「日本の宝カード」からプラズマが出ていることが分かっていたので、それを重ねると、さらに強力なエネルギーが確認できました。すごそうです。さらにエネルギーが高くなるカードを加え、次のパワフルセットができました。

【なきだまカード】

○「金環食カード」

○「日本の宝カード」

○「プラズマカード」

○「ビタミンＣカード」

○「塩カード」

これを使えば、細胞レベルからの治療ができそうです。デデ波、寄生虫、ウイルス感染にも効果がありそうです。調子が悪いという人には、このカードだけで治療ができるのではないかと思いました。

デデ波障害で泣きわめいていた女の子が来院しました。「これは背守り《せまも》（子どもの魔除け）ですよ」と言って背中にカードを付けたらすぐに泣き止み、キョトンとして帰りました。そこで命名したのが、泣く子も黙る「なきだまカード」。ひょっとして、もういろんなカードを作らなくてもいいか——と一人にんまりしました。そんなことになれば、カード製作をしてきたスタッフの仕事がなくなる、それが問題です。

フラワーレメディのカード化

メンタルのケアに、花の波動を利用したフラワーレメディやフラワーエッセンスはとても有効な自然療法です。これは、一九三〇年代に英国の医師エドワード・バッチ博士が、花には人の心を癒す力があることを発見し、花の波動をそれぞれ水に転写し、小さなボトルに詰めて心身を癒すレメディ（薬）としたのが始まりです。

メンタル面での治療に、以前から当院ではこの自然療法を採用してきました。病気から生じるストレスにはエドワード・バッチ博士の「バッチフラワーレメディ」を、心の問題からくるストレスにはマリオン・リーさんの「フィンドホーンフラワーエッセンス」を希望の患者さんに処方していました。

この花の波動をバイオサンビーム療法に利用したいと思い、バッチフラワーレメディ三十九種、フィンドホーンフラワーエッセンス三十八種を図案化し、それぞれをノートサイズのボードに一覧にして表わしたのです。

それまではそれぞれの人に必要なレメディを選ぶのに多少時間がかかったのですが、一覧表にすると一瞬でできます。一覧表に「この方に必要なレメディは？」と問うと、必要なレメディの図形からエネルギーが立ち上がるのです。お花が「はい、私ですよ〜」と手を挙げるわけです。これにはびっくりしました。

それを観測して、「これがあなたに必要ですよ」とそのレメディの名前と意味を伝えるのです。当人が抱えている心の問題が出てくるので、多くの方が納得しています。なかには泣き出す人もいました。花の癒しの力はすごいものです。

人間の意識レベルを測定する

あるとき、芹沢文学愛好会の仲間のある婦人からハガキが届きました。彼女はフーチ（気を測定する振り子）の使い手で、私の意識レベルを勝手に測ったらしく、ハガキには「あなたはおめでたい数値に達しました」とありました。ありがたいというべきでしょうか、私の意識レベルを測定してくださったのです。

そうか、フーチでやれるなら、ゼロ・サーチでもできるはず。しかもゼロ・サーチならばもっと精妙にできるだろう。ちょうど、デヴィッド・R・ホーキンズ博士の『パワーか、フォースか』（エハン・デラヴィ＆愛知ソニア訳　ナチュラルスピリット）を読んだところでした。博士は、ジョージ・グットハート博士のキネシオロジー反応（筋肉反射）の研究をもとに、「身体はすべてを知っている」ことを測定し、それを明らかにしたのです。

右の著書には、「ポジティブな刺激は、強い筋肉応答を引き起こし、ネガティブな刺激は筋肉に明らかな弱化をもたらす」とあります。つまり、筋肉に意識があるとは思えないのに、意識があるかのような反応をするというのです。例えば、身体に有益なサプリメントを選択すれば筋肉は強くなり、逆に、必要でないサプリメントを選択すれば筋肉は弱くなる、というように。大村恵昭《おおむらよしあき》先生のＯ－リングテストの原理はこのキネシオロジー理論からきています。つまり身体は、人間が頭の中で考えた意識よりさらに深いレベルですでに知っている、というのがホーキンズ博士の主張です。

ホーキンズ博士は、この現象が筋肉ばかりでなく、精神的な刺激によっても起きることを発見しました。「まるで人間の脳は、宇宙のエネルギーフィールドに繋がっている素晴らしいコンピューターであり、私たちが考えている以上に、脳ははるかに多くのことを知っている」と。そして人間の意識を測定できるとして、意識のエネルギーレベルを1〜1000のスケールに分けたマップを作成したのです（左ページの図参照）。「勇気」の200を境に、その上がポジティブなレベル、以下はネガティブレベルに分類されています。最高の700〜1000は悟りのレベルと設定されています。イエスや仏陀の意識は1000レベルに該当するといわれています。これはすべての分野で応用できそうです。身体や物質、健康にも反映されるはずです。

このレベルマップを手製の物差しに変え、まず人間の意識レベルを測ってみました。紙に1から1000までの目盛を簡単に書いて、ある人の名前を書いたカードをゼロ・サーチに載せ、その人の意識がどこまで伸び、どこで止まるのかを見るのです。この人は220だな、あの人は350だな、とやってみました。200ぐらいなら実務的なことはちゃんとできるものの創意工夫は見られません。310以上になると、他人に影響を与えるような存在だと分かりました。

この物差しを使った測定に慣れてくると、次は、それをイメージでできるようになります。イメージの物差しを作り、目の前に物差しがあるとして、そこでプローブを動かし、反応を見るのです。反応したポイントがその数値です。測定は簡単です。

イメージの物差しの上で、10、20、30、40とカウントを上げていき、もし50のところでプローブの動きが歪んだら、最大値は40と50の間にある、となります。さらに正確に知るには、40、41、42、43……と細かくカウントを上げ、歪む寸前の数字が測定値となります。このシステムを診療に活かそうと思いました。

臓器に共鳴する薬石を探す場合も、このレベルマップが有効でした。臓器の数値は２２０ぐらい、薬石は３３０ぐらいと設定し、臓器と相性のいい薬石を合わせると、臓器は薬石の数値まで上がりました。これを目安に、臓器に合った薬石を選びました。

食べ物にも応用してみました。数値が１３０以上なら、安心して食べられるのが分かりました。食あたりするような代物《しろもの》

レベル	感情	意識数値
悟り	表現不可能	700～1000
平和	至福	600
喜び	静穏	540
愛	崇敬	500
理性	理解	400
受容	許し	350
意欲	楽天的	310
中立	信頼	250
勇気	肯定	200
プライド	嘲笑	175
怒り	憎しみ	150
欲望	切望	125
恐怖	心配	100
深い悲しみ	後悔	75
無感動	絶望感	50
罪悪感	非難	30
恥	屈辱	20

ポジティブ

ネガティブ

意識のマップ（『パワーか、フォースか』より）。

は30ぐらい。生ものは寄生虫の関係で、私は危険としていますが、回転寿司で回ってくる寿司のレベルをチェックして、200以上のものだけ食べるようにしました。これなら新鮮で、おいしく食べられ、食あたりもありません。

佐賀で有機無農薬農業をしている武富勝彦さんの米糠《こめぬか》ボカシを用いた堆肥を測定する機会がありました。220以上ありました。土だけでこの数値。おいしい野菜ができるはずです。

音楽の数値も測れます。すると鑑賞が楽しくなります。譜面どおりに弾くのは200。独自のテクニックが出てくると300。400になると、うっとり。500ぐらいになると、神様からのメッセージを受け取っているような感覚が生まれます。名曲といわれるレベルは500ぐらいと分かりました。

開業して十年ぐらいは、病気が治ると「やった!」と心の中で快哉《かいさい》を叫んでいました。最近では、「当然のことをしたまで」と心静かな自分がいます。

（第5章）

現代病へのアプローチ

複雑化する病

開院して十八年になりますが、日々新たな発見があります。患者さん一人ひとりに想念を働かせ、ゼロ・サーチでチェックし、その症状を診ていくと、時代が反映されているなと痛切に思います。科学の進歩とともに病気も複雑化し、単純ではありません。

五つの病因論の筆頭に挙げられる金属汚染は、生まれたばかりの赤ちゃんにまで浸透しています。科学の発達とともに電磁波、なかでもマイクロデジタル波の影響がひどくなっています。特に日常的に使われるスマートフォンは、通信の送受信にマイクロデジタル波が、内部の情報処理に電磁波が出ている機器で、身体に悪影響を与える最たるものです。この影響と、牛乳毒や寄生虫による影響が複合して、さまざまな病気を引き起こしているようです。ウイルスも毎年変異して、人類との攻防は果てしないでしょう。がん患者も増えています。

でも、病気は治ります。

ようやくたどりついたバイオサンビームを私は、冗談半分に〝ガラパゴス医療〟とよんでいます。ガラパゴス諸島で生物が特殊な進化を遂げたように、バイオレゾナンス医療がこの片田舎の小さなクリニックで独自の進化を遂げ、バイオサンビームという療法が生まれた、と密かに自負しているからです。日本独自の〝ガラパゴス携帯〟「ガラケー」は中高年にやさしいとそのシステムが愛されましたが、バイオサンビームもシンプルで、とても身体にやさしい医療です。生活環境や食事には充分な注意を払ってもらう必要がありますが、きちんと行なってもらえれば、この療法で病気は治ると信じています。

ママパラ――ママからもらったパラジウム

小さな子どもによくある病因の一つに「ママパラ」があります。「ママからもらったパラジウム」の略で、私の命名です。胎児のころ、母親の口腔内にあった歯科金属の金属イオンが溶け出して臍帯から入り、胎児の身体のどこかに沈着しているのです。

昨年（二〇二〇年）、三歳の多動症の男の子がお母さんと見えました。いっときもじっとしていません。抱っこされるのを嫌がります。ゼロ・サーチ診断すると、左前頭葉にパラジウムの反応があります。口の中に歯科治療の金属はありません。三歳の子どもに歯科治療の金属があるはずもありません。典型的なママパラです。

アンチメタルを処方し、しばらく様子を見ることにしました。

二週間後、その子がやってきました。おじいさんの腕におとなしく抱っこされて、表情も穏やかです。パラジウムの反応は消えていました。アンチメタルのサプリメントだけで解消したのです。

脳に金属反応のある高校生

不登校の高校生が母親に連れられて来ました。同じ不登校の子どもをもつ友人の口コミがきっかけだそうです。友人の子どもが学校に行くようになったので、ひょっとして自分の子どもも……と連れてきたのです。

本人は、「病気でもないのに……」と憮然《ぶぜん》とした表情ですが、話を聞くと、「自分では何も判断できない」「考えるのがめんどうくさい」「勉強するのがイヤ」と一種の心身症になっていました。ゼロ・サーチ診断すると、脳にパラジウムの反応、寄生虫（糞線虫《ふんせんちゅう》）の反応もあります。口の中に歯科金属はありません。三歳の男の子と同様、これまたママパラ症状と判断しました。

脳には、細菌やウイルスなどの侵入を防ぐためのバリア、脳関門があります。生後六カ月ぐらいになると脳関門はでき上がり、ウイルスなどをシャットアウトするのが普通ですが、生まれつき脳が金属に冒されていると、脳関門は開いたままで、寄生虫や毒物が侵入してくるようです。寄生虫や細菌たちは抵抗がないところにやすやすと入ってくるのです。脳はすべての情報が集まるところですが、その情報網の一部が欠落すると、判断処理が十分にできなくなります。人からいわれたことだけをする「いい子」になるか、ひきこもりになるようです。

この高校生には、抗パラジウムのアンチメタル、「寄生虫抗体カード」を入れたバイオサンビーム、そして寄生虫対策の漢方薬を処方し、生ものを食べないように指導しました。母親から、「二週間後には登校するようになり、クラブ活動もできるようになった」と報告がありました。

多動症、自閉症と診断される子どもが近年増えています。パニック症候群や一部のてんかんもそうです。難病とまではいえませんが、生活面にも大きな影響があり、困っている方は多いようです。

ゼロ・サーチ診断による推定ですが、これらの原因の一つとしてママパラがあると診ています。私の考えでは、母親の口中の不適合金属が溶け出し、臍帯を介して羊水に入り、羊水から胎児へ入った有害な重金属イオン類が身体のあちこちに行きます。

左前頭葉に沈着すると情動コントロールができなくなり、多動症やパニック症候群、不登校を起こしやすくなります。脊椎に行けば側弯症《そくわんしょう》に、皮膚に行けば、生まれつきの金属アレルギーとなります。これは、母になる人たちの歯科治療を考え直さなければいけない問題です。

牛乳が危ない

『病気がここまで治った。』（バイオレゾナンス医学選書1　矢山利彦編著　評言社　二〇一六年）という本があります。バイオレゾナンス医学の立場から「病気がここまで治った」例証をまとめたものですが、私も著者の一人として「病気は治る」という報告をしました。牛乳の過剰摂取による障害のケースを数多く診てきた医師の一人として、年々その様子が明確になっている事態に警告を発しなければいけないと、自分の経験を記したのです。困ったことに、この現象は減るどころかますます増えていると感じています。

牛乳で障害を受けている人は、手に乳製品を持つと、ゼロ・サーチ診断で胆のうの部位に気の流れの歪みが出ることで分かります。まず胆のうがダメージを受けるのです。カードでも同様のことが分かります。胆のうのCSカードと乳製品を同時に持ってもらうと、障害を起こしている部位の気の流れが歪み、そこに乳製品による障害があることが分かるのです。

赤ちゃんのアトピー性皮膚炎のほとんどは牛乳からきているというのが私の見解です。母親が妊娠中や授乳中に牛乳を過剰に摂取していると、ほとんどの赤ちゃんは痒みを伴う湿疹を繰り返します。

牛乳類の摂取は、東洋医学でいう十二経絡の胆経を介して全身に影響します。鼻・胸腺でアレルギー反応による鼻炎・発疹、体表で筋肉の痛みやコリ、内耳でめまい、心臓で動悸、すい臓で血糖値の上昇、腎臓で蛋白尿、尿酸値の上昇など。まだあります、膀胱、前立腺に行けば頻尿、大腸で下痢や便秘。腫瘍の原因となる可能性もあります。

牛乳障害のしくみ

牛乳障害を注意深く観察していくと、摂取して二日後に反応が現われることがはっきりしました。普通のアレルギーは粘膜に触れた途端に症状が起きますが、牛乳はちょっと違います。

問題は、牛乳に含まれるカゼインです。健全な人なら、牛乳類は胆汁液で消化され、カゼインは良い成分として吸収されるようですが、長い間、多量の牛乳を摂取していると、胆のうに負担がかかり、その力は弱まります。すると胆汁液が変質し、その胆汁が加わって分解されたカゼインは毒性成分に変化するのです。この毒性成分が吸収され、静脈から肝臓に送られます。肝臓では、役に立たない有害物と判断され、解毒加工されて胆汁として排泄されます。肝臓に送られる毒性成分が多すぎると、完全に解毒されずに血液に入り、胆経を介して全身に回り、その後、各部位で障害反応が出るという仕組み——これが私の見解です。つまり、牛乳摂取から毒性のカゼイン分解物質が血液に入るまでに二日ほどかかるわけです。

こうした患者さんを数百人診てきた上での推定ですが、その毒性カゼインは、皮膚、筋肉、内耳、生殖器、臓器を巡り、さまざまな障害の原因になっていると考えられます。

さらに、毒性カゼインの害はウイルス感染時の免疫システムにも影響を与えます。インフルエンザにかかっている人は治りにくくなり、新型コロナウイルス感染者も同様に治りにくいようです。ウイルス感染の恐れがあるときには、極力、乳製品を避けるのが賢明だと思います。

新生児の黄疸

生まれて間もない赤ちゃんがお母さんに抱かれてやってきました。黄疸《おうだん》がひどくて産院に入院していたのですが、退院許可が出て、そのまま当院にいらしたのです。

黄疸ですから、問題は肝臓と胆のうです。やはり、肝臓と胆のうに牛乳反応がありました。問題はお母さんが日ごろから牛乳を飲んでいたことです。お母さんが摂った牛乳が変質カゼインとなって母乳に入り、それを飲んだ赤ちゃんの胆のうが毒性カゼインで痛めつけられてしまったのです。結果、赤ちゃんの弱った胆のうが黄疸を発症した――と判断しました。

生まれたばかりの赤ちゃんなので、薬剤は使用できません。「胆のうカード」と「抗毒性カゼインカード」が入ったバイオサンビームを赤ちゃんの小さな胸に貼るだけにしました。お母さんの牛乳禁止で赤ちゃんはすぐに良くなりましたが、牛乳摂取が胎児に影響した例だと考えられます。

牛乳神話と湿疹

牛乳が湿疹やアトピーなどの原因だという説は、近年、医師や学者からもいわれるようになりました。しかし、長年にわたる牛乳神話が人々の暮らしに深く根を張っていて、診療上とても厄介なことになっているのが実態です。牛乳を重要な栄養源だと思っているお母さん方に牛乳のカゼイン毒のことを告げても、なかなか理解してもらえません。その先の徹底した制限も大変です。

手足にひどい湿疹ができて痒がっている五歳のお子さんが、若いお母さんに連れられてきました。生後二カ月で湿疹が出始めてアトピー性皮膚炎と診断され、長期にわたって治療を受けていました。保育園に行くようになると悪化し、手の皮がグローブのように厚くボロボロになったといいます。あちこちの病院を回ったあと、途方に暮れて当院に見えたのでしょう。ステロイドを長く使用すると副作用で皮膚が苔癬化《たいせんか》し、皮膚のきめが粗く、硬くなります。慢性化した皮膚炎なので回復も難しくなります。

いつものようにゼロ・サーチ診断すると、胸腺にパラジウム反応、皮膚にカンジダの反応、胆のうに強い牛乳反応、さらにＩＬ－４反応（アレルギー反応）があるのが分かりました。徹底した牛乳除去の食事をしなければなりません。

胸腺のパラジウム反応は「ママパラ」によるものと判断し、アンチメタルを処方、カンジダ対応として漢方薬（荊芥連翹湯《けいがいれんぎょうとう》と黄耆建中湯《おうぎけんちゅうとう》）を処方しました。

最初はきちんと食事制限を守っていたようですが、だんだんと実行できなくなったようです。保育園やママ友から牛乳は良い栄養だといわれ、自分の子どもだけおやつが食べられないのはかわいそうと、若いお母さんのストレスになってしまったのです。

お母さんを説得するのが大変でした。でもその子が一番苦しかったのでしょう。一年後、自分から乳製品を摂らなくなったのです。するとお子さんの硬く腫れあがった湿疹が目に見えて良くなっていき、数カ月でゴワゴワした皮膚が見違えるように柔らかくスベスベになりました。

食材の牛乳汚染は予想以上に広がっています。牛乳は子どもに必要な栄養源だという社会常識と、ときには対決しなければなりません。

最近私は、お母さん方から学校に提出する診断書を頼まれ、それを書くようになりました。牛乳を排除するには給食もその対象ですから、世の中や学校にその旨を知らせなくてはなりません。「牛乳アレルギーによる皮膚炎・鼻炎」と書くのが日課となっています。

新米ママの変身

お母さんの意識が変わるだけで、家族全員が健康になったという例があります。

若いお母さんが二歳になる幼児を連れて見えました。生後八カ月のころから腕にアトピーが出始めて、近くの病院でステロイド軟膏を処方されたが効かなかった、どうしていいか分からないと。発疹は水疱になり、潰れてグジュグジュになっています。体液が流れるのを抑えるために、幼児の腕には食品ラップが巻かれていました。見るからに痛々しい姿です。ステロイドは抗炎症作用の薬ですから表面だけの治療です。長く使っていると効かなくなり、副作用もあります。

前にも書きましたが、赤ちゃんのアトピーはほとんどが乳製品によるものです。ゼロ・サーチ診断でも「全身の牛乳反応」と出ました。

お母さんが生後八カ月の赤ちゃんに最初の離乳食として与えたのは、ケーキにデコレーションされた生クリームでした。さらに土台のカステラを牛乳に浸して食べさせていました。「牛乳だから栄養があるでしょう」と。

お母さんは、その子がお腹にいるころから、朝はコンビニ弁当、昼はファミレスのスパゲティ、夜にようやく旦那さんの実家で通常の食事――という具合だったそうです。料理をしたことのない新米ママだったのです。

診察室で私は、「赤ちゃんの病気はあなたのせいです、あなたが間違った食事を与えたのでこんな目に遭っている」と告げました。家族の健康を守るのは正しい食事ですと懇々と説明しました。赤ちゃんのアトピーは自分のせいだと知り、お母さんは泣きながら帰りました。

この新米ママが大きな変身を遂げたのです。本屋に行って料理の本を買い、牛乳の入っていない、野菜を中心とした食事を作り始めました。

二カ月後、全身ピカピカになった赤ちゃんを連れて現われました。ご主人は、赤ちゃんのアトピーが治ったら自分の慢性頭痛を診てもらおうと思っていたようですが、食事の変化のせいでしょうか、頭痛は消えて体調が良くなり、必要はなくなったそうです。その子の下の生まれたばかりの赤ちゃんもアトピーになりかけていたようですが、治っていました。牛乳成分のない食事に変えて、家族全員が健康になったのです。最大の貢献者は新米ママさん。私がすることはもうありません。

ゼロ・サーチで牛乳反応する食品

ゼロ・サーチ診断で胆のう・胆経に影響を及ぼす牛乳反応を示す食品を調べると、実にたくさんのものがあります。牛乳製品ばかりでなく、食品を加工する過程で、乳製品から作られた乳酸が防腐剤や発色剤として、乳糖が添加物や材料の一部として使われています。乳製品の過剰摂取でアレルギー症状や他の障害が現われた人は、乳製品がほんの少し体内に入っただけで、症状が悪化することがあります。ソバアレルギーのように命に関わるものではありませんが、日ごろから注意が必要です。

【乳製品が含まれている食品】

（乳製品）　牛乳が原料となるもの、あるいは牛乳が含まれているもの。
　牛乳、チーズ、ヨーグルト、バター、パン、アイスクリーム、洋菓子など。

（加工食品）乳製品から作られた乳酸や乳糖が添加物として混入されているもの。
　海産物・のり、わかめ、昆布、ひじき、干物、味付け魚、削り節《ぶし》、ちくわ、はんぺん、加工された貝、エビ類、佃煮。
　漬物・大量生産による漬物、梅干し。

煮物・豆類、餡子《あんこ》。

ジュース類・果物ジュース、野菜ジュース。

調味料類・カレー粉、ゴマ、糖類、ソース。

サプリメント類・カプセル、錠剤の成形に使われる乳糖など。

寄生虫が流行っている！

寄生虫も油断なりません。

私が小学校に入学したころは集団検便があり、回虫やぎょう虫が見つかると虫下しを飲まされました。畑の肥やしに人糞を使うことが多く、回虫の卵が野菜から体内に入ることが多かったのです。化学肥料と下水道の普及で寄生虫の感染率は低下し、今日ではぎょう虫の簡便な検査があるだけです。

ところが実はいま、特別な寄生虫に感染している方が増えています。

これまで当院では、寄生虫の感染について特に注意を向けることもなく、免疫力の落ちているがん患者さんに対して、「生野菜や生魚の寄生虫が危ないから、必ず火を通したものを食べなさい」と食事指導するくらいでした。ところが、ここ二、三年のことですが、寄生虫感染による健康障害の患者さんを多く診るようになり、「生ものに注意」と強く伝えるようになりました。
ゼロ・サーチ診断で、その正体は糞線虫という微小な寄生虫と分かりました。この糞線虫による健康障害が馬鹿にならないのです。もともと糞線虫による感染症は熱帯・亜熱帯に多く、日本では沖縄・奄美地方で流行っている風土病です。糞線虫はたいてい泥の中に棲息しています。国や地域間の流通が広がって、東南アジアや沖縄からの食品がかなり入ってくるようになりました。野菜や魚介類に生息している糞線虫が食卓に上り、人体に入ってくるわけです。

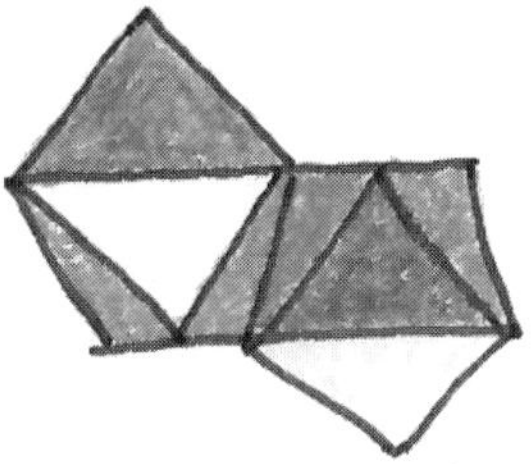

糞線虫のCSカード

通常、糞線虫の幼虫は人間の足の皮膚を破って体内に侵入します。毛細血管から静脈の血流に乗って肺に入り、気道を上がって喉へ行き、夜間、唾液と一緒に飲み込まれ、最後に小腸に達します。近年は食品に幼虫が入っていて、直接小腸で感染します。厄介なのは、小腸からすい臓、肝臓へ、あるいは皮膚へと、身体中、どこへでも巡ることです。

　糞線虫などの寄生虫ですい臓が痛めつけられれば、インスリンの分泌が少なくなり、糖尿病になる可能性が出てきます。肺に行けば肺のアレルギー症状を引き起こし、肺炎になります。がん組織の周囲に集まり、痛みなど症状悪化や治療の妨害になることもあります。これらは一般の健康診断ではなかなか見つけられません。

糖尿病と糞線虫

六十代後半の女性が来院しました。ここ数カ月、食欲が落ちて体重が減り、疲れやすくなったと。好きなテニスをしてもプレーが辛く、加齢のせいにするにはおかしい、どこか変だと思ったようです。

ゼロ・サーチ診断をすると、すい臓に糞線虫の反応があります。すい臓が寄生虫で痛めつけられ、インスリンが分泌されなくなったようです。糖尿病予備軍ですね、と告げました。詳しく聞くと、生野菜、刺身などを好む食生活でした。対応は寄生虫対応のカードと漢方薬、そして食事指導です。寄生虫が早く見つかったので症状は軽く済み、体力も戻って完治しました。

ところが後日再診断すると、また寄生虫がすい臓にいます。再治療です。問題は、一旦完治しても食事制限を緩めると、また糞線虫が入ってしまうことです。生ものが好きな人は要注意です。

腸壁が健康できれいなら、寄生虫は腸を通過して便として排出されます。ところが、小腸が汚れていたりボコボコしていると、寄生虫はそこを住処《すみか》とし、すい液が出る管からすい臓に上がったり、血液の流れに乗って、あちこちへ移動したりするのです。常日ごろ、健全な食生活によって腸をきれいにする習慣をつけることが大事です。

【ゼロ・サーチ診断】
○すい臓に寄生虫の反応。
【処方】
○バイオサンビーム(カード)。
○生ものと乳製品を摂らない食事指導。
○寄生虫の漢方薬(十味敗毒湯《じゅうみはいどくとう》と香蘇散《こうそさん》)。

糖尿病の原因の一つに寄生虫(糞線虫)があることを報告しておきたいと思います。むろん現代医学ではこうした対応はありません。

脂肪を食べる寄生虫?

糞線虫は奇妙な症状を引き起こすこともあります。

一年前、小学三年生の男の子が、身体のあちこちが部分的にへこんでしまうという奇妙な症状で来院しました。総合病院で調べてもらったものの原因が分からず、成長したら治るでしょうといわれたそうです。へこみ以外に特にこれといった症状がないので様子を見なさいというわけでしょう。でも、どう見てもあまりにも奇妙だと、口コミで当院に見えました。

肩や脇の下など柔らかいところに、2、3センチほどの丸いへこみが見られます。皮下脂肪が部分的にポコンポコンとへこんでいます。ゼロ・サーチ診断で、へこんだ部分を五つの病因から探っていくと、出たのは寄生虫の反応だけ。場所を特定するため詳しく調べていくと、すい臓に寄生虫反応があります。すい臓の中の状況をさらに調べ、へこみは、すい液リパーゼ（脂肪を消化する酵素）によるものと推測。

「リパーゼカード」と「寄生虫カード」の共鳴を診ると、たしかに共鳴反応があり、寄生虫にリパーゼがくっついていることが分かりました。すい臓ではタンパク分解酵素や脂肪分解酵素のリパーゼが作られているのですが、それを背負《しょ》い込んだ糞線虫が身体の中を巡っていたのです。脂肪のある場所で滞留すると糞線虫はリパーゼを下ろし、そこにあった脂肪がリパーゼによって消化されたと考えられます。おそらく寄生虫はその消化されて溶けたものを食べてしまい、その部分がへこんでしまったのでしょう。そういえば矢山先生が、寄生虫とダニはいろいろなものを背負ってくるといっていたのを思い出しました。

【ゼロ・サーチ診断】
○脂肪のへこみに寄生虫の反応。
○すい臓に寄生虫の反応。寄生虫がリパーゼを運んでいた。
【処方】
○バイオサンビーム（カード）。
○生ものと乳製品を摂らないよう食事指導。
○寄生虫の漢方薬（十味敗毒湯と香蘇散）。

すぐに回復しました。ところが、しばらくするとまた来院です。診断すると、前とまったく同じ。同じ処方で良くなりましたが、刺身や寿司が好きでよく食べるとのこと。ちょっと心配です。この子の糞線虫の感染源は生の魚です。十分火の通っていない肉や生ハムも危険です。

健康食として生野菜が好まれますが、充分熟成されていない牛糞や鶏糞が畑に撒《ま》かれると、土はピロリ菌と寄生虫だらけになり、そこで育った野菜類も汚染されます。

水道水が汚染されていることもあります。「名水」といわれているミネラルウォーターでも、寄生虫や生活汚水が入り込んでいるものがあります。「この水はどうも怪しい」と感じた患者さんにその水を持参してもらい、ゼロ・サーチ診断すると、寄生虫や金属汚染との共鳴を発見することがあります。こうした場合、浄水器を取り付けることを勧めています。食べもの飲みものに１００％安全安心、ということはありえません。大なり小なり、汚染物質が混じっているのが通例です。

仮に、体内に化学物質を入れたとします。微量なら肝臓が分解してくれますが、寄生虫までは手が及びません。虫下しや漢方薬を用いないと排除できないのがほとんどです。腸に入った寄生虫はすい臓や肝臓、肺、そして皮下などへ移動、出没を繰り返し、さまざまな悪さをします。

糞線虫による被害を何度も診てきた私は、以来、生野菜を食べるのは諦め、すべて湯がいて食べるようになりました。どうしても生野菜を食べたい方には五十度の湯に二十分浸ける方法を勧めています。この方法で処理すると、野菜はパリパリの食感を保ったまま、おいしく食べられます。

寄生虫で糖尿病予備軍になった前出の女性から、「食品の上に載せて寄生虫を退治するバイオサンビームを作ってください」と頼まれました。お刺身が大好きなので、安心して食べたいとのこと。私の宿題となりました。

子どもの副鼻腔炎

クリニックに見える患者さんは子どもが多く、三分の一ほどでしょうか。待合室が保育園のようになることもあります。牛乳によるアレルギー病がほとんどですが、次に多いのが、副鼻腔炎《ふくびくうえん》によるさまざまな症状です。

つい最近、五歳の男の子がお母さんに連れられてきました。一年中黄色い鼻水が出ていて、よその病院で花粉症だろうといわれたそうです。

花粉症はアレルギー反応の一種で、体内に入った花粉が異物とみなされ、抗体が作られ、その抗体と抗原が反応することで症状が出ます。子どもは大人と比べて免疫システムがまだ成長していないため、高度のアレルギー反応は起こりにくく、小さな子どもは花粉症になりにくいようです。この子の場合は副鼻腔炎と診断しました。

溶連菌を見逃さない

副鼻腔炎は、鼻腔の周りにある副鼻腔という空洞に炎症が起きることで発症します。溶連菌《ようれんきん》（溶血性連鎖球菌）が棲みつくのがほとんどの原因です。

副鼻腔は空洞になっていて、そこに生えている繊毛《せんもう》が常にその壁の粘膜を掃除していま す。溶連菌がやってくると繊毛は追い払おうとしますが、溶連菌は毒を出して繊毛を溶かし、粘膜に穴をあけ、棲みつくのです。住処《すみか》を得た溶連菌は周りを毒で固めるので免疫細胞は近寄ることができず、CRP検査での反応は陰性となります。反応が出なければ、細菌の存在を見逃してしまいます。

耳鼻科で蓄膿症《ちくのうしょう》の検査をしても出てこないことがあり、そんな子どもの患者さんもよく見えます。一般的にいわれる蓄膿症は、副鼻腔の炎症が長引き、膿《うみ》が溜まって起きる症状です。ところがこれを副鼻腔粘膜と溶連菌のCSカードで調べると、すぐ発見できます。この二枚のカードを手に持ってもらってゼロ・サーチ診断すると、副鼻腔のところに炎症反応が出ます。鼻の片側だけだったり両側だったり、額のところまで広がっていることもあります。鼻づまり程度の軽い症状でもしっかり現われるので、重症になる前に処置できます。

子どもがよくかかる病気に「川崎病」があります。

これも溶連菌から出る毒によるものと考えています。溶連菌はさまざまな毒素を産出します。発赤毒《ほっせきどく》は皮膚を赤くするだけですが、ストレプトドルナーゼが腎臓に行くと急性腎炎に、ストレプトリジンが心臓に行くと心筋梗塞や心不全、ヒアルロニダーゼが胃に行けば自家中毒を、フィブリノリジンは腱などに行って、さまざまな症状を起こします。また、下肢にきて足の裏にウオノメを作ることもありますが、これは副鼻腔炎を治すとポロっと取れます。

牛乳アレルギーの子どもが副鼻腔炎になりやすいようです。副鼻腔の近くでアレルギー反応を起こすと、そこがグジュグジュと炎症を起こし、溶連菌が付着しやすくなります。副鼻腔は免疫抵抗が少ないところなので、何の手当てもなく放置されると慢性化します。慢性鼻炎の子どもはほとんど副鼻腔炎にかかっているといえるでしょう。

処方は、溶連菌に感受性のある抗生剤と、辛夷清肺湯《しんいせいはいとう》。これでたいてい治ります。

新型コロナウイルス

二〇二〇年一月末、香港からのクルーズ船内での新型コロナウイルス感染報道があり、大きな話題になりました。すぐに、新型コロナウイルスのカードとその抗体カードを作成し、効きそうな漢方薬も調べました。分かったのは、新型コロナウイルスはインフルエンザウイルスの類ではなく、風邪ウイルスに近いもの、ということです。感染力が強いということも分かりました。

その一週間後、インドから帰国したばかりという中年の婦人が、発熱が続き身体がだるいといってクリニックに見えました。ひょっとして……と胸腺のＣＲＰ反応を調べると、値は１２０。風邪ウイルスのレベルです。まさかと思い、「新型コロナウイルス」のＣＳカードを持ってもらうと、反応を示したのです。

あらかじめ用意していた漢方薬、四逆散《しぎゃくさん》、十全大補湯《じゅうぜんたいほとう》を手に持ってもらうとＣＲＰの反応が消えました。効きそうです。これらの漢方薬を処方し、抗体カードを入れたカードのセットを胸腺の前に付けてもらいました。

後日診断すると、一週間ほどで発熱・だるさの症状が消えて良くなったと。抗体カードでゼロ・サーチ診断すると、抗体陽性反応を確認。新型コロナウイルスに対して抗体ができたということです。

お断りしておきますが、ＰＣＲ法（核酸増幅法）による検査で確認したわけではないので、公的に新型コロナウイルスと断定することはできません。しかし、再現性があること、実際にこの治療で回復した例が複数あることから、この患者さんが新型コロナウイルスだった可能性は高いと思います。患者さんには「新型コロナウイルスもどき」のウイルス感染と伝えました。

次に見えた方は、風邪の症状が続くので近所の病院でレントゲンを撮ってもらったところ、間質性肺炎の疑いがあるといわれ心配になったご婦人です。ＣＲＰの反応は胸腺で１２０。まさかの「新型コロナウイルスもどき」で陽性です。肺炎を起こしているようなので、肺の各部位、気管支、細気管支、肺胞のカードでゼロ・サーチ診断すると、細気管支のところに強いウイルス反応がありました。

この方にも四逆散と十全大補湯を処方し、新型コロナウイルスに対応したバイオサンビームを付けてもらうと、一週間ほどで良くなりました。

新型コロナウイルスもどきの特徴

新型コロナウイルスにかかると、肺炎になって重症化するのではないかと恐れられています。細気管支に感染した場合、レントゲン画像には、間質性肺炎のように細かな線状の影がうっすら白く映ります。もっと悪くなると酸素を取り込むのが難しくなり、呼吸困難になるといわれています。また、細気管支からウイルスが出て呼気の中に混じりやすく、呼吸するたびに空気中にウイルスをばらまくことになります。呼吸によってウイルスをまき散らすことから、強い感染力があるとされています。私は新型コロナウイルス感染症の特徴を次のように診ました。

○毒性は風邪ウイルス感染と同じ程度。

○無症状から、呼吸困難を伴う間質性肺炎のような肺炎を併発する人もいる。
○肺の細気管支に感染を起こし、吐く息にウイルスがあり、空気感染しやすい。
○漢方薬の四逆散と十全大補湯を併せ飲むと効果がある。
○治った人にはウイルスの抗体ができる。

抗体カードで予防する

ウイルスに感染した患者さんが来院すれば、そばにいる患者さんやスタッフ、それに私も感染する可能性があります。というわけで何年か前から、インフルエンザ対処法としてA型の香港・ソ連ウイルス、B型ウイルスの抗体カードを作成し、感染シーズンになると身体に付けるようにしていたのです。二〇〇九年の新型インフルエンザ大流行以降は新型インフルエンザの抗体カードも加えています。

今回の新型コロナウイルスに対しても、さっそくバイオサンビームを作成しました。以下のカードです。

【新型コロナウイルス抗体セット】
○「金環食カード」
○「日本の宝カード」

○「ビタミンＣカード」
○「緑柱石カード」
○「新型コロナウイルス抗体カード」
○「塩カード」

まず「新型コロナウイルス抗体」の上に、風邪に効果のある「緑柱石」と「ビタミンＣ」を載せ、さらに免疫力を高める「日本の宝」、一番上にエネルギーパワーカードの「金環食」を重ねてくくります。このカードセットを付けてコロナウイルス陽性になったという報告は今のところありません。

後日ゼロ・サーチで調べた結果、このカードを何日か付けると、「抗体陽性」を示すことがわかりました。抗体ができたのです。つまりコロナウイルスに感染しない、しづらい、他人にうつすこともないということです。ワクチンのような予防効果があるかもしれません。インド帰りの第一号の患者さんのあと、ただちにスタッフ全員が新型コロナウイルスの予防カードを身体に付けました。私もスタッフも今のところ感染はしていないようです。

デング熱とジカ熱

新型コロナウイルスのパンデミックで世界中の空港が入国制限されましたが、それまで人々は普通に国境を越えて旅行や仕事で行き来してきました。それが頻繁になると、さまざまなことが起こります。糞線虫という寄生虫もその一つですが、デング熱（デングウイルス感染症）、ジカ熱（ジカウイルス感染症）の患者さんが当クリニックでも見られるようになりました。

デング熱、ジカ熱はともにヤブ蚊によって感染する病気です。主に中南米や亜熱帯地域で流行し、重症化すると治りにくく、旅行者は注意が必要です。

こうした未知の病に対してもバイオサンビームは有効です。二〇一四年の夏のことですが、東京都内で海外渡航歴のないデング熱患者が発生しました。公園で蚊に刺されたということで、感染源とされた代々木公園が封鎖されました。そのニュースを聞いて、私はすぐに「デングウイルスカード」を、またそれに対応する「抗体カード」も作りました。万一、デング熱の患者さんが来院したときのための対処です。処方する漢方薬も調べておきました。

その後二〇一六年には旅行者のジカ熱感染の報道があり、このときもすぐに「ジカウイルスカード」と「抗体カード」を作成しました。同様に、処方する漢方薬も調べておきました。

その後、発熱や発疹、節々の痛み、指の腫れ、腕が上がらない――そんな患者さんがそ

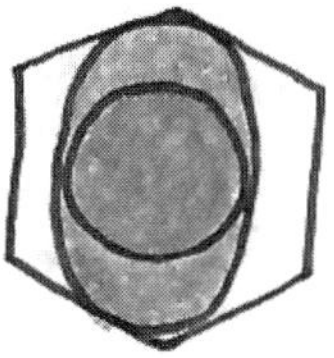

ジカウイルスカード

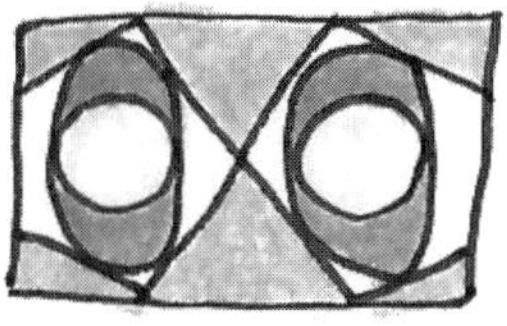

デングウイルスカード

ろぞろ来院するようになりました。

感染症の疑いがある場合は、胸腺の前でゼロ・サーチによるウイルス検査をします。たいていの場合、ＣＲＰ値１２０という反応を示すことが多く、該当するウイルスのカードをいろいろ調べてみるのですが、風邪、インフルエンザなど、どのウイルスにも該当しません。もしやと思い、「ジカウイルスカード」を手に持ってもらうと、バーンとはっきりした反応を出すことがあります。用意していた漢方薬を処方すると、すぐに快方に向かいました。

もちろん私が行なっているこの方法は現代医学では認められていませんので、患者さんに対しては「デングウイルスもどき」「ジカウイルスもどき」による症状と説明しています。

ジカウイルス感染で通常の生活ができなくなったブラジル人

ここ三、四年、ジカ熱、デング熱の患者さんが増えています。症状がまちまちなので一概に「これだ」と言える特徴はありません。ただ、それぞれ症状は違っても、同じウイルスであれば、同じ処方で良くなります。

ジカウイルス感染で普通の生活ができなくなったブラジル人の奥さんの症例です。水に触れただけで手がビリビリしてしまう、身体がだるく、痛く、疲れて一日中寝ている……ずっとこんな具合で、台所仕事もできず、辛い思いをしているようです。ご主人の仕事の関係で海外のあちこちを回るらしく、行く先々の病院で診てもらったそうですが、「原因不明」と告げられることが多く、ある国では「南方系の風土病ではないか」と言われたそうです。お国仲間のブラジル人の紹介で来院されました。

ブラジルの方ですから、もしやと思い「ジカウイルスカード」を手に持たせると、ゼロ・サーチは見事にヒット。「蚊に刺されて、ジカウイルスに感染したせいですよ」

【ゼロ・サーチ診断】
○ジカウイルス感染症。

【処方】
○「抗ジカウイルスカード」
○漢方薬（柴胡桂枝湯《さいこけいしとう》と当帰芍薬散《とうきしゃくやくさん》）。

二週間後、症状は消え、「ジカウイルスもどき」の反応はゼロ。抗体もできました。服用後、一週間ぐらいで高熱が出たのですが、熱がおさまると症状は全部消えたそうです。一カ月後、ご主人が自分の診療に見えたので、「奥さんの具合はどうですか？」と聞くと、「そういえば、この間から台所で茶碗を洗っていますよ」

余談ですが、当院は口コミで見える方がほとんどです。外国人はお国仲間の繋がりがあり、誰か一人が良くなると仲間にパッと広がります。すると調子の悪い人がゾロゾロと続きます。一年間くらいかけて仲間のみなさんが良くなると、パッタリ来なくなります。

ゲーム機・スマートフォンの脅威

電磁波・電波の害は意外なほど家庭にダイレクトに入り込んでいます。私が気にしているのはゲームに熱中する子どもたちです。ゲーム機による電磁波障害と思われる子どもたちが多いのです。多動症、発達障害、不登校、引きこもり。ほとんどが携帯型ゲーム機や携帯電話のゲームに毒されています。本人はもちろん、周りの人もそれに気づいていません。

彼らはゲーム機を抱え、そのまま寝てしまうことがよくあります。長い時間、ゲーム機の電磁波をお腹に浴びることで、まず小腸がやられます。小腸からゾヌリンという消化物質が分泌されているのですが、電磁波を浴びると変異ゾヌリンとなって増加し、血液中に入ります。これが電磁波とセットになって脳細胞にダメージを与えるようです。するとと脳は通常の動きをしなくなり、興味のあることだけ、やりたいことだけしかしなくなり、自己中心的な行動をしがちになります。不登校や引きこもりの一つの原因と考えられます。やりたい順位は、ゲーム、食べる、眠る。「学校に行って勉強する」は入っていません。スポーツにも興味を示しません。学校に行くことはできても、運動会などのイベントは大嫌いで、他人と関わることを極力避けます。関わるとしても、ゲームがらみの付き合い程度で、心の交流は見えません。

初めて会話した母と娘

子どもではありませんが、もうすぐ三十歳という女性が母親に連れられて来院しました。

下を向いたまま無表情でひと言も話しません。彼女は一日中パソコンの前でキーボードに触っているそうです。幼少期のファミコン全盛時代にゲーム漬けになり、次第に家族や友人との会話もなくなり、気がつけば不登校。パソコンとともに長く引きこもってしまったと母親がいいます。

こうした行動の多くは、情動をコントロールする前頭葉に問題があるとされています。そこでまず前頭葉のゼロ・サーチ診断をしてみました。「ママパラ」がある子どもは、成長してからも情動をコントロールできなくなることが多いのです。

このケースも、五つの病因論に沿って、金属汚染、牛乳毒、寄生虫、電磁波の影響、と順番にチェックします。この女性は前頭葉に電磁波による障害を受けていました。

パソコンの使用時間を制限するところから始めました。本来なら即パソコン禁止ですが、当人は人生のほとんどをパソコンとともに生きてきたので、無理矢理引き離すのは難しそうです。母親も、娘を制御できるようには見えません。処方として、「デデ波カード」を胸に付けてもらいました。

一カ月後、母親が「娘と初めて会話しました！」と興奮してやってきました。

娘が「ティッシュがほしい」と言うので一箱渡すと、「足りないから、もう一箱ほしい」と返事をしたそうです。何十年も会話がなく、母親は、この子は喋れないと思っていたそうですから、よほど嬉しかったのでしょう。会話というより一方的な要求だったかもしれませんが、母親は言葉での意思の疎通ができたことに感激していました。

この娘さんが社会復帰できるかどうかは分かりません。親御さんは子どもの成長期の養育には特に真剣に取り組んでほしいと痛感したケースです。

ゲーム症候群の根っこには、親の怠慢があります。「ゲーム機を与えておけば、子どもはおとなしいから」とゲーム任せにして、養育期の子どもの情動の成長を台なしにしてしまうのです。ゲーム機を子守り代わりに与えるとどんなことになるか、悲劇の一端を知ってほしいと思い、記します。

歯科矯正の金属ワイヤーの落とし穴

歯科矯正の金属ワイヤーが原因で、依存症になるケースがあります。歯科矯正のワイヤーはデジタル波のアンテナになり、そこから電磁波を発生させます。またワイヤー自体にも電気が流れます。脳はこれらの影響で強いストレスを受け、当人は考えることがめんどうになります。自己判断ができなくなり、親や教師のいうことに従います。一見、従順でいい子ですが、自分で判断するより他人に従ったほうがラク、という典型的な依存症です。

矯正が終わり、ワイヤーが外されて依存症が治ればいいのですが、クセになった受け身の習慣がラクなので、自分で決めて創意工夫するという発想が生まれないのです。そうして「いわれないとやらない人」、社会で通用しない人間になっていき、周りのせいにして家に引きこもるか、暴力をふるうような重い症状になることもあります。

これとは違った依存症、いわゆる共依存もあります。特に母親と娘の間に現われます。母親が娘を干渉し、娘は母親に依存する関係です。趣味や行動を共にし、強い絆を結んでいる仲良し母娘に一見見えますが、お互いを必要とし合っているだけで、子どもは社会的な規範を学ぶことができません。

歯科矯正をしている子どもは、こういった障害に陥りやすいので要注意です。対策は今のところ、できるだけ電磁波・デジタル波を避けること。治療は電磁波対策のバイオサンビームですが、親御さんの意識改革も不可欠だと思います。

電磁波を避ける生活

青木クリニックには、ホームページもメールアドレスもありません。フェイスブックもありません。カルテの管理と書類作成のためにパソコンは使いますが、主な通信手段は電話とファックスです。プライベートで携帯電話を使いますが、できるだけその使用を制限し、なるべくイヤホンを通して会話しています。

電子レンジや携帯電話から出る電磁波による障害はすでに各所で取り上げられており、もはや未知のものではありません。ただ、近年の通信システムの急激な進化に伴い、Ｗｉ－Ｆｉや携帯電話の基地局からの電波の量と質は従来とは桁違いです。

ちょっとした習慣が身体を痛めることもあります。二年前からひどい腰痛に苦しんでいるという女性が来院しました。近所の病院で、股関節が変形しているからと手術を勧められたそうです。手術なしでなんとかならないかと病院や整体、マッサージ、十軒以上を回ったものの、どうにもならず、困り果てた様子です。ゼロ・サーチ診断で分かったのは電磁波の影響です。それを伝えると、「そういえば二年前から携帯電話をズボンのポケットに入れて持ち歩いていたわ」と言います。「電波快晴」のバイオサンビームを付けてもらい、関節のズレを手技で調節すると、腰痛は楽になり、喜んで帰られました。その後も調子はいいようです。

電磁波によって私たちの健康がどれほど影響を受けているか、どのくらい危ういものか、公的には何も知らされていません。バイオレゾナンス医学の医療現場では、病気や障害などの確かな影響を確認していますから、できうる限り患者さんたちにも電磁波と電波を避けて生活をするように伝えています。いくつか注意点を挙げます。

○テレビを正面から長時間観ない。

○パソコン・タブレット・携帯電話を長時間使用しない。身に付けて持ち歩かない。
○携帯電話での会話はイヤホンを通すなど、なるべく身体から離して行なう。特に寝ている間は枕元に携帯電話を置かない。
○家庭内のネットワークは無線LAN（Wi-Fi）でなく、有線を使う。

時代の波に逆らうようですが、特に病気がちで弱っている方は、右に挙げたような点に留意してほしいと思います。もちろん健康な方も意識して、使い方に注意しましょう。

前立腺がんが治った

P-THPという抗がん剤の波動をバイオサンビームに取り込んだことはすでに前章で述べましたが、その臨床例をいくつかお伝えします。ここ二、三年、前立腺がんや乳がんの患者さんがスカッと治る症例が続いていて、私自身びっくりしているからです。

P-THPを知って、前立腺がん対応に次のようなバイオサンビームを準備しました。「塩カード」の上に「P-THP」、「Type2対応」（ビタミンB1、ヨウレチン、ヨウ化カリウム）、「金桜石」、「日本の宝」、そして「夕日金環食」の順の処方です。

このセットの準備ができるとすぐ、八十歳の前立腺がん患者さんが来院しました。できたばかりのカードを胸腺の前にぶら下げてもらい、漢方薬を処方。五つの病因を取り除く生活（乳製品摂取の中止、生ものを食べない、電磁波対策など）を徹底して行なうように指導しました。すると、二カ月もしないうちにがんの数値が下がり、四カ月で完治してしまったのです。驚きました。これは、効果があるんじゃないか……⁉

なぜかその後、前立腺がんの患者さんがぞろぞろ立て続けに見えました。六人の患者さんを同じ方法で処方すると、全員良くなったのです。再現性もある治療法だと確信しました。

子宮体がんと乳がん

前立腺がんの患者さんが続くなと思っていると、今度は子宮体がんの女性が見えました。子宮に電磁波、牛乳反応、歯科不適合金属の反応があります。この方には「大腸」「十勝石」「P－THP」のカードで対応しました。もちろん生活面で改善してもらうことも多々ありましたが、この方も数カ月で治ってしまいました。

続いて三十歳になる女性が乳腺炎で来院。この方も電磁波、牛乳反応、歯科不適合金属の反応が子宮にあります。冷え症の自覚はないので、卵巣からの過剰なホルモンの分泌が乳腺を刺激した、と判断。乳腺をゼロ・サーチでさらに調べると、がん反応があります。病理検査では発見されない初期の段階です。乳腺対応に「胆のう」「オパライト」のカードを加え、「Ｐ－ＴＨＰカードセット」で対応すると二週間後、乳腺炎は治り、乳がんの反応も消えていました。

そういえば、一年前に乳がんの切除をしたものの、がんの数値が下がらないという七十五歳の女性が来院したことがあります。この方にも同じく乳腺対応のカードと「Ｐ－ＴＨＰカードセット」を合わせて胸に付けてもらいました。一カ月後、治療をした病院の検査で、数値が下がった、二カ月後には完治した、と喜びの報告を受けました。驚きました。

Ｔｙｐｅ２陽性の胃がん

危険ながん、Ｔｙｐｅ２のがんも注意して診るようになりました。

胃の周りのリンパ節が腫れて食欲がなく、元気もないと六十代の女性が見えました。

【ゼロ・サーチ診断】

○胃、周囲のリンパ節にＴｙｐｅ２のがん反応。

○ヒトパピローマウイルス（がんを誘発しやすいウイルス）感染。

○寄生虫感染。

○牛乳過剰反応。

処方として、「P-THP」に「Type2対応」のカードを加え、「抗寄生虫」、「抗ヒトパピローマウイルス」、「日本の宝」、「夕日金環食」、とカードも分厚くなります。さらに内服薬として、寄生虫に十味敗毒湯《じゅうみはいどくとう》と香蘇散《こうそさん》、体力低下に十全大補湯《じゅうぜんたいほとう》を処方しました。

一カ月後、すべての反応が消え、元気になりました。

P-シスプラチンが効いたすい臓がん

「ほかの病院でがん治療をしているけど良くならない」と私のクリニックを訪れる方が多いのですが、この方も昨年二月からすい臓がんの抗がん剤治療をしており、「なんとかならないか」と来院しました。八十歳の男性です。

【ゼロ・サーチ診断】
○すい臓にがん反応。Type2もいる。
○すい臓に寄生虫。
○牛乳過剰反応。

「Ｐ－ＴＨＰ」よりも「Ｐ－シスプラチン」のほうがすい臓に効きそうと判断。バイオサンビームでは、「Ｐ－シスプラチン」、「Ｔｙｐｅ２対応」、「抗寄生虫」、「すい臓・肝臓強化のカード」、「日本の宝」、「夕日金環食」のカード。漢方薬は、寄生虫に十味敗毒湯と香蘇散、体力強化に人参養栄湯を処方。

三カ月後男性は再来院し「すごく調子がいい」と。診断すると、がん、寄生虫、牛乳反応のすべてが消えていました。

ほとんどの患者さんから治癒の報告が届き、改めてその効果を実感しています。

近年の例では前立腺がんが一番多く、乳がんが続きます。継続してこの療法を受けた大半の方が、もともと通院していた病院での検査で「完治」の報告を受けています。末期がんの方の劇的な回復は難しいですが、治療中の方々の経過は良好といえると思います。

バイオサンビームの治療を西洋医学が実証する

実際にがん細胞があるかどうかは、病院での病理組織の検査や細胞診検査などで結果が出ますが、ゼロ・サーチ診断である程度は追認できますから、治療の経過報告はできます。本人も、体調が良くなっていることで実感できるので、こちらの診断を信頼してくれるようになりますが、もちろん半信半疑の場合もあります。医療の概念が従来のものとはまったく違うので、これは当然かもしれません。

それまでかかっていた病院で検査だけ受けるという患者さんも多くいます。バイオサンビーム療法後の効果を病院の客観的な数値で知ることができるからです。腫瘍マーカーの数値が下がったとか、腫瘍が消失したといわれたとか、結果を報告してくれます。ゼロ・サーチ診断の当否を西洋医学の検査で実証する、というおもしろいことになりました。結果に自信をもっていても、「治癒しました」という報告はやはり嬉しいものです。バイオレゾナンス医学を実証する貴重な報告です。

五つの病因すべてをもっていた女性

ごく最近のことですが、四十代になったばかりの女性が見えました。暗い表情で「人生の中で体調が良いと思ったことは一度もない」とこぼします。二十年以上の頭痛や肩こり、頭がボーっとする、疲れやすく、いつもだるい――などの不定愁訴。便秘で睡眠も浅く、以前は軽いパニック障害の症状もあったそうです。食欲はないけれど、仕事をするにはエネルギーが必要なのでお菓子で補ってきた、精神が安定するのでチョコレートが止められないとも。中毒になっているようです。

ゼロ・サーチで診ると、脳に不適合金属の滞留、界面活性剤、ジカ熱、電磁波障害、牛乳反応、寄生虫の反応がありました。ジカ熱と寄生虫は最近感染したようですが、このまま放置していたら、いつ重篤な状態になってもおかしくありません。バイオサンビームを作成するために必要なカードを重ねたら、1センチほどの厚さになってしまいました。

それを胸腺の前に付けたとたん、彼女は目を丸くして、「頭がすっきりします。こんな状態は初めてです」とつぶやきました。

ジカ熱と寄生虫用に、漢方薬と抗生剤を処方しました。歯の治療金属は多く入っていましたが、それほど大問題ではなかったので、バイオサンビームで対応できるだろうと、この点はパス。歯科金属の除去には高額なお金がかかります。食生活の改善だけで今の症状は改善されるだろうと考えたのです。

パソコンを使用する彼女は、それ用の「電磁波カード」、食品用に「クリムカード」を購入し、しっかり食生活を改善すると私の前で誓いました。帰りがけにクリニックの隣にある「森次郎」で飲んだぶどう酢入りの豆乳がおいしかったとご報告がありました。「食べ物がおいしい」という感覚はこれまでなかったそうです。よく見ると美人さんです。これからもっときれいになって、人生も楽しくなるのではないでしょうか。

農薬と化学物質の害

足におかしな湿疹ができる人がよく来ます。皮膚科で診てもらってもよく分からないと。ゼロ・サーチで足を調べると「農薬」の反応が出ます。また足の静脈も損傷しているようです。全身には反応がなく、経皮農薬と判断しました。

靴を履いてもらうと、足の気の流れに大きな歪みが出ます。これは靴に施された薬剤が原因でした。消臭と、細菌の繁殖を防ぐための抗菌薬剤として安い農薬が使われていたようです。これは即刻使用を止めてもらうしかありません。

農薬は、五つの病因の「化学物質」にある病因の一つです。深刻なのは、農家の方が作業中に農薬を大量に浴びてしまうこと。『奇跡のリンゴ』（幻冬舎）の木村秋則さんは一躍有名人になりましたが、彼は農薬に過敏に反応する体質の奥さんを助けようと無農薬のリンゴ栽培を始め、苦節十年、奇跡のリンゴが誕生したのです。

お茶栽培農家のご夫婦が体調不良とかぶれを訴え、しょっちゅう来院していました。ゼロ・サーチ診断すると、肺に農薬の反応があります。農薬のタンクを背負って茶畑で散布するのが日課ですから、原因は明らかです。服やマスクなどでガードするとはいえ、農薬は鼻からも、皮膚や粘膜からも入るので、防ぎようがないのです。

農薬の使用を止め、漢方を服用すれば回復するのは分かっています。医者の私からいえばことは簡単なのですが、当事者にとってはなかなかそうもいきません。木村さんのように意識が大きく変わらない限り、農薬散布を止めることはないでしょう。ちょっと良くなって、またすぐに悪くなる――。長く通院していましたが、年齢的に来院する元気もなくなったのでしょうか、最近はお顔を見ていません。

私たち消費者も、米や野菜、果物などから農薬が体内に入るのでもちろん注意が必要ですが、生産者が受ける影響は半端ではありません。意識改革をと思っても現実には厳しいものがあります。

農薬ばかりでなく、職業上シンナーや防腐剤などの化学物質を浴びる方は大勢います。ゼロ・サーチで身体のどこに滞留しているかは明らかにできますが、その仕事を辞めない限り、回復の道はありません。これは医学の問題ではなく、やはり意識の問題に帰するしかありません。

神の計らい

半世紀以上も前、十九歳だった浪人生の私は『人間の運命』を読み、社会に裨益する人間になろう、病気を治す医者になろうと心に決めました。あっちこっち遠回りしながらも、その決意がバイオレゾナンス医学を引き寄せ、それをベースにバイオサンビーム療法が生まれた……と改めて感じています。

バイオサンビーム療法はまるで魔法がかかったかのように偶然の出来事が重なって生まれました。レヨメーターが子どもたちに壊され、その代用として文字カードを作ったこと、ひらめきで文字カードを図形のCSカードに変えたこと、「重ね煮」の講習を受けてエネルギーを身体に注入する「塩カード」を思いついたこと。いくつかのハプニングとその場その場の思いつきでCSカードができていったのです。

加えて、私が目指した漢方古方派の学び、趣味の鉱石蒐集もこの療法に大きく貢献してくれました。そして、個々の患者さんに合わせたカードの組み合わせの妙を得て、病気が治っていくのを目の当たりにするようになったのです。こうしてバイオサンビーム療法は独自の展開をすることになりました。

一方、私の人生も光治良先生によって魔法にかけられたようです。十九歳で魔法のスイッチが入って以来、ただひたすら私は「病気を治す医者」になることを目指してきたのですが、要所要所で必要な出来事が起こり、そこには何一つ無駄がなかったように思えるのです。負け惜しみではなく、八浪したことさえも、重要なポイントです。この遠回りがなければ、ゼロ・サーチに出会えなかったでしょう。矢山先生がゼロ・サーチを開発するまで私は待てなかっただろうし、普通の医者になり、普通の研究にうつつを抜かしていたかもしれません。

また、これが最後として挑んだ医大受験への集中力は、その後の人生でも大いなる力となって私を助けてくれました。光治良先生の「神の三部作」の膨大な参考文献を八日間で全部読むことができたのも、意識の変容を体験して「病気は治る」という根拠のない確信を得たのも、さらに漢方を独学で学ぶことができたのも、その力が培われていたからでしょう。また、漢方を学ばなかったら、伴侶とは一緒になれなかったでしょう。

こうして振り返ってみると、すべては、どれ一つ欠かすことのできない神の計らいだったのではないかと思えるのです。そう考えると、私はますます謙虚な気持ちでこの療法を研ぎ澄ましていかなければなりません。

（第6章）

見えない世界を可視化する

虚数の世界

今年の初め、静岡新聞のコラム「ひとときき」に、ある青年経営者の話が掲載され、それが深く心に残りました。

彼は高校時代に、数学の授業で「虚数」を知って、とても感動したというのです。

$$i^2 = -1$$

虚数・iを2乗すると、マイナス1になるという式です。

彼は、「現実に存在しないものを数にして、あると想像するだけで、こんな美しい数式ができる。すごい世界だ」と言っていました。この式は数学が大好きだった私にも馴染み深く、私も同じように感じた記憶があります。

さて、この数式は天体物理学者レオンハルト・オイラー（一七〇七〜一七八三年）が発明した不思議な定義式です。虚数・iとは、「imaginary number」（想像上の数）で、現実には存在しません。しかし、虚数が存在するとして発見された「オイラーの公式」は、この世界の物理現象をことごとく証明していきました。

光が粒子であること、固体が硬いこと、素粒子の運動のこと、電子レベルでの化学反応などなど。そこから超伝導やレーザー光線などの理論が生まれ、ＭＲＩやＣＴなどの医療機器が開発されたのです。

虚数は、物質や時間、空間を物理法則で解明するためには必要不可欠な数であり、「存在しない数」があることで、世界が存在することを裏づけているのです。

経営コンサルタントをしているというこの青年は、「この世は、目に見えるものではなく目に見えないもので動いている」と明言しました。経営についてアドバイスする際、多少、売上や支出などの数字は見ますが、それよりも商品の与える印象やコミュニケーションツールとしての価値、さらに人間味があり精神性豊かなやりとりができているかなど、数字では測れない「何か」を重視するそうです。高校時代に虚数の魅力を知ったからでしょうか、彼は「目に見えないものの価値」を意識しているのかもしれません。

この話が深く心に残ったのは、私も見えない世界で医療をしているようなものだからでしょうか。同じ意識をもった若い人を知り、嬉しくなりました。またこの青年の感性の豊かさに驚きました。若者が想像の世界を駆使して可能性を追求している。未来はそれほど悪くないな……と思ったのです。

見えない世界を体感すれば

私たちは学校や社会で「見える世界が実在の世界だ」と洗脳されます。その思い込みから距離を置き、「見えないものがある」と認めると、考え方は広がり、感受性も豊かになります。実際私たちは目に見えないもの、あるいは想像したものを実在するものとして体感する時代になってきたように思います。

たとえば、コミックの世界にはすごいものがあります。一コマ一コマの絵を注意して見ると、エネルギーを可視化し、それが表現されているのが分かります。エネルギーが噴出していると感じられるのです。そういう漫画家はエネルギーの世界を感性でとらえているのかもしれません。

同じように科学技術の世界にも期待させるものがあります。例えば3Dホログラム。何もない空間に映像を投影し、立体的に映し出します。まるで本物の物体が目の前にあるように見せますが、そこにエネルギー情報も投影されているとしたら、限りなく本物に近くなります。この構図を医療に応用すれば、ホログラム映像から病気の治療ができるようになるのではないかと想像できます。楽しくなります。

音楽の楽譜にもそれに近いものを感じます。楽譜は、目では見えない音を「見える化」

したものです。実際の音は出てきませんが、楽譜が読めればどんな音か想像できますし、実際、頭の中に響いてきます。聴こえないものが聴こえます。ここはバイオリン、ここはピアノのパートとイメージすれば、楽器の音色が聴こえてきます。さらにそれを深めれば、オーケストラ用の楽譜を読んで、管弦楽の響きを頭の中で聴くこともできるでしょう。

見えないものを可視化するバイオサンビーム

バイオサンビームで使っているCSカードは、目に見えないエネルギー情報を可視化したものです。人間の生体組織や病気の原因となる要素をカード化し、そのカードを身体と共鳴させることで、体内に起こっている事象を感じ取ることができます。

転倒した際のキズやケガはともかく、病気の原因のほとんどは目に見えないものです。高価な機器で検査してその数値や画像を揃えても、実際の目で見て確認できるものはほとんどありません。ウイルスやホルモン、極小の寄生虫、電磁波などを自分の目で見て認識するのは難しいでしょう。バイオサンビームの強みは、頭の中で考えて想定したら、なんでもカードに表わすことができるところです。イマジネーションは自由ですから、そこに制限はありません。

そのカードに反応するものを確認するだけで病気をとらえることができますし、未知のウイルスや細菌、電磁波などの現象に対しては、その波動を消す「抗体カード」を作成して対応することができます。バイオサンビーム療法はとてもシンプルなシステムです。

この療法は人間の知恵が結集した医学であり、自然界のエネルギーを取り込み、見えない波動の世界から人体を治していく医療です。

もし神が人間界をのぞき込んでバイオサンビームを見たら、これは理想の医療だと認めてくれるのではないかと思っています。「イエスの衣」現象とまではいかなくても、シンプルで、優しくて、高度な医療技術もいらない「本当に治る」医療だと自負しています。それに留まらず、予防医学にまで発展させられたらと願望しているのです。

バイオサンビームを体験してもらう

患者さんを含む一般の方向けに、バイオサンビームの講習会を開いたことがあります。それぞれが自分で「塩カード」を作ってそれを手のひらに載せ、エネルギーが手のひらに入ってくるのを感知する体験です。自分の感性を頼りに、エネルギーを感じてもらうのです。

さらに、「塩カード」の上に「太陽カード」や「月カード」を重ね、そのエネルギーが体内に入ることで自分のオーラが大きくなるのを感じたり、他の人のオーラに触って感じたりする練習もしました。一見難しそうですが、半数以上の方々がわりと簡単にエネルギーを感知できたようで、これにはこちらも少し驚きました。もともと人間にはこのような能力が備わっているのかもしれません。

受講者の一人は、この講習会を受けて以来、エネルギーが分かるようになったといいます。自分で食べもののエネルギーをチェックして、「これは食べていい、これはいけない」と判断できるようになったと喜んでいました。それができれば、寄生虫や害のある成分入りの食品を避けることもできるでしょう。

医師が一人参加していましたが、彼はエネルギーがよく分かっていて、バイオサンビーム療法に大きな関心を寄せてくれました。

私たちは、もともとエネルギーに対する感性をもっています。太古の人はその感性が豊かでした。その能力を使って、住む場所を選び、飲み水を確保し、食べられるものを採って生命を維持していたのでしょう。太陽や月、岩石や植物のパワーを今日の私たちよりずっと身近に生活に取り入れていたと考えられます。現代人はその多くを失ってしまいましたが、そういう力を取り戻すこと、つまり自分でエネルギーを感知することで、危険なものや要らないものを排除し、健康な身体を維持できるようになるかもしれません。

バイオレゾナンス医学を学ぶには

矢山先生が率いるバイオレゾナンス医学会は、（自分でいうのもなんですが）真摯な医者たちの集まりです。人を治す医者を目指して学んでいます。私がその前身、ドクターヒーラー研究会に入り、従来とまったく違った医学に身を投じたのは、「ここに治る医療がある」と確信したからです。

ただ最近、メンバーが増えません。メンバーの方たちも同じような気持ちだと思います。この医学は人を治す医学、求める医療だと分かっていても、従来学んだ西洋医学と大きくかけ離れているため、これで本当に治るのだろうかと疑念が生じるのかもしれません。あるいは、理屈では分かっても、自分でゼロ・サーチを用いてエネルギーを体感して使いこなすことができないと自信をなくすのかもしれません。

医者はほとんど見えるものだけを信じて医療活動をしています。彼らを説得するには、治った、治った、という多くの実例を見せる必要がありそうです。まだまだ治しますよ！

ゼロ・サーチを使う感性

私はずっと、ゼロ・サーチは理屈ではなく、徒弟制度のようにその技術を身体で会得《えとく》するものだ……と思っています。まず先達者の矢山先生の手もとの動きや身体を見て、矢山先生になったつもりで体感するのです。その上で実践です。うまく使いこなせるかどうかなんて気にしない。素のまま、正直に使ってみる。先入観なしでただ動かしてみる。意識と感性です。場数を踏み、慣れて力がついてきたら、そこに医学的な知識を乗せるのです。ゼロ・サーチを使えるようになるには練習が必要ですが、その根本に、知りたいことを素直に「知りたい」と思って練習することが大事です。

ゼロ・サーチは人の心に沿う働きをしてくれるように感じます。私は毎朝、ゼロ・サーチの端子を手に取って、ぐるぐるっと回して、「素朴で良い医療ができますように」とゼロ・サーチと自分を調整します。常に素直な気持ちで患者さんと接しなければいけない……そういう思いをゼロ・サーチに伝え、私の思いを確認させるのです。「みんな、良くなる」という祈りのようなものです。

一般の方向けのバイオサンビーム体験会で、皆さんの感性に私は驚かされました。ほぼ半分の人が初めての体験会で、エネルギーの存在を感じ、CSカードとの共鳴を感じ、他人のオーラの色を当て、バイオサンビームの世界を共感してくれたのです。

実は、バイオサンビームは私独自のものだから共有してもらえないかもしれないという恐れもありました。体験会はその後も行なっていますが、思った以上に皆さんの感性が豊かで、バイオサンビームは広く活用できる、「これはいける！」と感じています。

こういったエネルギー世界を共有することで、人の意識が変わり、人間性豊かな社会の育成に繋がったらいいなと思いました。見えないエネルギーを感じられると、人の心は優しくなるからです。

実存的変容を促す

十五、六年前のことですが、バイオレゾナンス医学会の基調講演で、ホロトロピック・ネットワーク主宰の天外伺朗《てんげしろう》さんが「実存的変容」の必要性をお話しされました。
実存的変容とは「魂の成長」、「意識の成長・進化」のこと。医者が患者さんの実存的変容を促す存在になりうる、という内容でした。

「ホロトロピック」とは、ギリシャ語の「holos（全体）」と「trepein（向かって進む）」という意味で、「悟りに向かう」ととらえることができます。「宇宙との一体感」ともいえるでしょう。心理学者ユングは、人は誰でも、その魂が「聖なる方向」へ変容していくといいます。宇宙と一体になり、悟りへ向かうということを指すのだと思います。

天外さんと意を同じくする矢山先生は、二〇〇一年、「ホロトロピック・センター1号」

として、佐賀にＹ・Ｈ・Ｃ（ヤマト・ホロトロピック・センター）矢山クリニックを開院しました。矢山先生は九州大学医学部時代に、日本の心療内科の草分け、池見西次郎《いけみゆうじろう》先生（一九一五〜一九九九年）から、「がんの自然退縮」の症例を聞きます。手術や抗がん剤などに頼らずに、もともともっている自然治癒力によって、がんが消滅したり縮小することがあると。矢山青年が「この現象はどうして起こるのですか」と問うと、池見先生は、「奇跡的治癒は、人の考え方や生き方が変わったりすることで自然治癒力が発揮されて起こるので、その人の実存的変容が前提だ」とお答えになったそうです。

光治良先生がソルボンヌ留学時代にその「実存的変容」を体験されたことは前に書きました。光治良先生は、結核という死病に直面したことで自分の人生を問い直し、真の自己を生きようと心に決めました。すると先生の命が「生」へと向かい、病が治ってしまったのです。その「悟りの境地」が実存的変容だと思われます。死病と直面しながら、心が喜ぶ創作活動をすると決意したとき、結核菌は活動を中止したのだと思います。

信念と治る力

余命宣告されたがん患者さんをはじめ、多くの難病を奇跡的に治した産婦人科医、伊藤慶二先生がいます。あるとき、新興の某宗教団体から依頼され、そこで一種の実験ともいえる治療を行ないました。マクロビオティックの食事の徹底に加え、想いや祈り方を指導する治療で、医学の一般常識や栄養学の常識すべてを覆すものでした。ほとんどの病気が奇跡的に治りました。宗教団体ですから「教主様のおかげ」と言われかねない場面です。

しかし伊藤先生はこれを「信仰心」からくる信念の影響ととらえました。一般社会で、想いや祈り方に重きを置いた治療を行なっても、これだけ高い治癒率を得ることはできなかっただろうともおっしゃいました。治らなかったのは会員の医師とその家族だけでした。意識の底に「想いや祈りで病気が治るはずがない」という思い込みがあれば、奇跡を起こす意識エネルギーは生まれません。イエスの衣に触れた女性は、「その衣を触れば治る」という信念ひとつで、一瞬にして病が治ってしまったのです。

天理教教祖・中山みきの霊力で信者たちの病が治ったというのも、この「信念」があったからでしょう。ここにも心の働きがあるのが分かります。

ただ、宗教団体というのは特殊世界で、奇跡の治癒も起これば、オウム真理教のようなとんでもないことも起こり得ます。聖なる意識の中で変容したとしても、それが確実に意識の成長・進化に繋がるとは明言できません。

神の水

光治良先生は、ご自身で「神の水」をつくり、実際に多くの病人を治しました。『人間の意志』の中に、親神から「みくまりの命《みこと》」（水の神様）の生まれ変わりだと知らされ、「ルールドの水」（原文のまま）と同じ「神の水」をつくるよう命じられるエピソードがあります。先生は実証主義者ですから、本当にできるか試してみようと、神にいわれるままに「神の水」をつくりました。それには、己をなくし、阿呆のようになり、神の心にならなくてはいけません。先生は修行を積んで無事「神の水」をつくり、その水で他人を治しました。

「お水をいただくときは、ただ、いい人間になるぞと、己に言い聞かせれば良い。いい人間とは、隣人を、我が兄弟と思える人……」（芹沢光治良『大自然の夢』新潮社）

先生は、大事なのは水の力ではなく、人間の精神性だと説いています。作品を通して読者を聖なる方向へ導いた、と私は思っています。

余談ですが、私は無謀にも修行することもなく、このお水をつくろうと思いました。探してみると、奈良の吉野に「みくまりの命」に関係ありそうな神社、水分《みくまり》神社を見つけました。さっそく参拝し、お布施を納め、「どうか私にも、芹沢光治良先生がいただいた神の水をつくる能力を使わせてください」と手を合わせてお願いしました。

神様から認可をいただいたものとして、水分神《みくまりのかみ》の情報を転写して「お水」をつくりました。気功をして、水を被《かぶ》り、「般若心経」を唱え、ひととおりお清めをしてから、ミネラル・ウォーターのボトルに気を入れたのです。

光治良先生の「ルールドの水」を意識して、「エビアン」や「ボルヴィック」などフランス産のボトル水に気を入れて飲んでいました。この水で淹れたコーヒーを飲むと、すごくおいしいのです。患者さんに頼まれれば、ボトル水を持参してもらい、私が気を入れた水と交換しました。噂を聞きつけた患者さんが次々とボトル水を持ってくるようになり、準備が大変で診療に支障をきたすようになったので、結局やめました。でもたしかに、私製「ルールドの水」のエネルギーを体験することができたのです。エネルギーの世界は不可思議な魅力があり、とても楽しい世界です。

私にできること

クリニックで日々患者さんと接しながら、自分も患者さんに何かサポートができないだろうか考えていました。小さいことでいいのです。矢山先生は気功や武道、また空海の研究で、それを達成しようとしています。

思い返せば、私にはいつも光治良先生の存在がありました。光治良先生の文学には実存的変容の力があるというのが私の考えです。少年森次郎は志をもって夢を描き、それを現実化していきました。

私は『人間の運命』を読んで医者になる志を立て、医大受験に何度も失敗しながら、それでも叶えることができました。芹沢文学には、人に望みを達成させるエネルギーがあるようです。先生の作品には人間を成長させ、進化させるエネルギーが入っていると思うのです。作品に触れれば、そのエネルギーがあなたの心にも入るかもしれません。エネルギーは一冊の本からも発せられているからです。

クリニック隣の「森次郎」にはそういう思いが少なからず込められています。「森次郎」は誰にでもオープンです。治療中の中学生や高校生が、学校に行く気分でないようなとき、ここにたむろして、気が向けば勉強することもあります。学校へ行かずにこの館に直行する子もいました。不登校が何年か続いていた高校生がバイオサンビームを胸に付けて毎日ここに通って本を読み、その後大学へ進学、立派に社会人になりました。もし、これがサポートなら、まさに私の意に適ったり、というわけです。

未病のうちに治す

東洋医学の古典にこんな話があります。

どんな病気でも治すという漢方医がいました。

「あなたは素晴らしい医者ですね。あなたのような名医はどこにもいません」と患者さんから言われます。すると漢方医は、

「いやまだまだです、兄にはかないません。兄が診ている患者は誰一人病気にならないのです。私は足元にも及びません。病気を治している私はただの下医です」

東洋医学では古くから医者のランク付けがあります。
「上医は未だ病まざるもの（発病前）の病を治し、中医は病まんとするもの（発病直前）の病を治し、下医はすでに病みたる（発病後）病を治す」（『備急千金要方《びきゅうせんきんようほう》　孫思邈《そんしぼう》』）
古くから予防医学を重視してきたことが分かります。病気になってから治すよりも、病気になる前に対処するほうがより早く、簡単に良くなるのは明らかです。
私のクリニックには難病の方がたくさん訪れます。何年も治らない湿疹、喘息症状、乳がんや前立腺がんなどなど。私はまだまだです。右のランク付けによれば、さしずめ私は

「下医」として治療に当たっています。

ＣＳカードを使った診療は、表に出ない病も発見します。症状が出る前に対応するのは中医の仕事といえるかもしれません。例えば、すい臓に寄生虫の反応が現われれば、すい臓が弱っていると分かりますから、寄生虫を排除し、糖尿病などの病を防ぐことができます。風邪で見えた方を診察して歯科金属や化学物質の反応が出れば、金属デトックスして、起こり得る病気を防ぐことができます。

つい先日、軽い乳腺炎で来院した方を診ると、細胞ががん化しているのが分かりました。おそらくがん検診では見つからない程度のものです。さっそく、抗がん対応の「Ｐ－ＴＨＰカードセット」を付けてもらいました。二週間後確認すると、乳腺炎は消え、がんの反応も消えていました。初期の症状は治るのも早いのです。その即効性に驚きながら、これが、「中医は、病まんとするものの病を治」すのだと思いました。私が当面目指すのはこの段階「中医」です。

バイオレゾナンス医学には、「病まんとするものの病を治」す中医への道があり、そこに留まるのではなく、さらに「未だ病まざるものの病を治」す「上医」への道があります。下医から、中医、上医へと進む光の道――予防医学への展望です。予防医学としてのバイオレゾナンス医学が普及する。それが私の目指す地点です。

『西遊記』に、孫悟空が書いた落書きの話があります。

乱暴狼藉《ろうぜき》をはたらいた孫悟空はお釈迦さまの手に捕らえられます。なんとか逃げ出そうとする孫悟空にお釈迦さまはこうおっしゃいます。

「私の腕からひとっ飛びで飛び出せたら、お前を神にしてあげよう」

孫悟空は觔斗雲《きんとうん》に乗って大空の彼方《かなた》に飛び、空の果ての五本柱の一柱に証拠として「斉天大聖《せいてんたいせい》」（孫悟空が名乗っていた称号）と落書きし、小便をひっかけて戻り、「やったよ」と自信満々で報告します。

ところがお釈迦さまの指を見ると、その落書き「斉天大聖」がありました――

つい最近のことです。居眠りをしていると、似たような夢を見ました。

「病気を治した！　病気を治した！」と大喜びしている自分がいます。それを、どこかの石に書いたのです。

すると光治良先生が現われて、

「ぼくの指にいたずら書きをした奴がいるのだが、君じゃないのか？」とお尋ねです。

そんな畏れ多いことはできません。

「私はそんなことをしていません」と申し上げると、

「これを見たまえ」

と先生は自分の薬指を私に見せるのです。

「病気が治った。秀夫」とありました。

びっくりしたところで、目が覚めました。

孫悟空はがっかりしたでしょうが、私はとても嬉しくなりました。

「自分の使命を私利私欲なく忠実に追求すれば、さらに道は開かれる」

まだ道は遠いようです。

でも磨きをかけて、それを目指したいと思います。

（あとがき）

この本を書くきっかけは、友人たちの後押しがあったからです。

とくに佐賀県伊万里市の井手恵和《さとし》尚さん。東大でインド哲学を専攻し、空手部のコーチを務め、貪欲に精神世界を学んだ方です。井手さんは三十年前に東京・中野の光治良先生のお宅に伺った際、先生から貴重なメッセージをいただいたそうです。二〇一五年秋、芹沢光治良文学愛好会でそのお話を披露してもらい、それから深く付き合うようになったのです。

本業の読経は素晴らしく、まるで一流のオペラ歌手が歌うようです。光治良先生のお墓の前で読経されたのを聴いたときは、魂が天に昇るような気持ちになりました。また、お会いするたびに、「いい仕事をしている、もっとやれ、もっとやれ」と励まされ、前向きな気持ちにさせられます。こんな調子で、本の出版を乗せられてしまったような気がします。

一昨年（二〇一九年）の秋、私が主宰する「芝川読書会」が光治良先生の次女野沢朝子さんのお招きを受けて、先生の軽井沢の「山の家」で開催することになりました。

佐賀から、その井手さんが合流することになりました。井手さんは友人の編集者兼ライターの山崎佐弓さんもお誘いし、読書会はいつもより賑やかな会になりました。するといつのまにか、井手さんと山崎さんがタッグを組んで、「本を出しましょう」となったのです。あれよ、あれよという間に話が進み、こうして一冊の本になりました。

それもこれも皆様のおかげです。常に人生の師である芹沢光治良先生、バイオレゾナンス医学を教えてくださった矢山利彦先生、私のわがままに付き合ったくれた鬼籍に入った父と母、応援してくれた伴侶やスタッフや友人たち、そして大事な患者さんたち、執筆してくださった山崎佐弓さんに深くお礼を申し上げます。

ありがとうございます。

人間として成長したか、誠実に生きてこられたかと自問しながら……

二〇二一年五月三〇日（満七十一歳の誕生日に）。

青木秀夫

（あとがき）

（著者のこと）

医療と神のスピリットをつなぐ本

井手　恵

　ぼくは佐賀県伊万里の浄土真宗のお寺に生まれ、父の跡を継いで住職をしています。大学ではインド哲学を専攻したのですが、当時の精神世界の寵児・宗教家の高橋信次氏の講演を聴いて、彼の著書や精神世界の本を読み漁ることになりました。学んだインド哲学と相まって、絶対他力の浄土真宗は果たして仏教なのか——と悩んだものです。こんなことから、神や仏、あの世のことなど宗教について深く考えるようになりました。芹沢光治良先生の作品もその中にありました。

『神の微笑』が出ると、その内容に驚かされました。とくに芹沢先生が樹木との会話や、あの世の人たちとの会話を嘘偽りなくお書きになっていたことです。先生にどうしても会いたくて、半年後の面会を申し出ました。その当日、なぜか先生は待ち望んでいたかのようで、いろんな話をしてくださいました。同行した友人の奥さんはがんを患っていて、彼女のために目の前で神の水もつくってくださいました。

一番印象に残っているのは、「ぼくの仕事は人と人をつなぐことで、宗教と宗教の懸け橋になって、それをつなぐために生まれてきた」とおっしゃったことです。これは、先生自らが言っているのではなく、天の将軍の言葉だとも。当時三十五歳のぼくはその言葉を信じられず、夢物語みたいだなと思っていました。

しかし不思議なことに、この面会に前後して、キリスト教神父、他の宗派の僧侶、音楽家、画家、映画監督などいろんなジャンルの方たちと交流するようになり、先生がおっしゃるような〝つなぐ〟役回りが自分の身にも起こり始めたのです。

地元紙の「佐賀新聞」から、イタリア生まれのアレグリーニ神父（佐賀カトリック教会司祭）と日本の僧侶との「神父と僧侶の往復書簡」という企画を提案され、その原稿を書くことになりました。連載の期間中に芹沢氏が亡くなられ、その一カ月後、往復書簡に「浄らかな信仰――芹沢先生の言葉大切に」という一文を書きました。これは後日『心のシルクロード　神父と僧侶の往復書簡』（アレグリーニ・アレグリーノ神父との共著）、『新心のシルクロード　世界を結ぶ人間の絆』（ともに佐賀新聞社）として出版されました。

そして二十年後、芹沢光治良文学愛好会代表の鈴木春雄さんがこの記事をふと思い出し、ぼくに沼津市民文化センターで講演をしてほしいとなったのです。二〇一五年十月のこと。

講演会の前々日、鈴木さん宅にお邪魔すると、青木秀夫医師に紹介されました。青木先生との記念すべき最初の出会いです。以降、お寺と病院を訪ね合う間柄になりました。鈴木春雄さんは青木先生が主宰する芝川読書会のメンバーでもあったのです。

青木先生はとても静かで控えめな方で、このときは短い会話をしただけでした。翌朝、沼津市内の市営墓地にある芹沢光治良氏のお墓にお参りし、お経をあげさせていただいたのですが、青木先生ご夫妻がとても喜んでくれ、多分このことがきっかけで親密な関係に発展したのではないかと思います。

青木先生は芹沢文学一筋の人生観を生きてこられました。芹沢先生の精神を医療の中心に置くという、世にも希有な方だと尊敬しています。病気を治すことしか考えていない聖医といったらいいかもしれません。

隣に座っていると、ときどき、先生がいるのかいないのか分からないときがあります。現実世界にいるのに、半分は波動の世界にいるように思えるからです。青木先生は、ひょっとしたらこの世とあの世の中間に住んでいる仙人かもしれません。

一緒に旅をすると、常に指を小さく動かして、水や食べ物の波動をチェックしているのが分かります。「井手さん、これは食べていいよ、この水はだめだよ」と、歩く波動アンテナです。とくに岩石に対してはその傾向が強く、山や川に行くと岩石にしか興味を示しません。

おもしろかったのは、青木先生が佐賀のぼくの寺にいらして、近くの黒髪山《くろかみやま》を案内したときのことです。ぼくの話を聞いているようで聞いていない。いつもの波動アンテナで、めぼしい鉱石を探しているのです。微かな放射能を出している鉱石を見つけては、嬉しそうにしていました。その後、この石は髪の毛にとても良いというのが分かり、治療に使った旨を聞きました。

青木先生は不思議な感覚をもっていて、どんどん芹沢先生に似てきたような気がします。お手製の神の水を飲んだことがありますが、とてもおいしく味わったのを覚えています。

一昨年（二〇一九年）、先生の病院を訪れ、その足で軽井沢の芹沢光治良先生の山荘に伺って読書会をすることになったとき、なぜか友人の山崎佐弓さんを強引に誘いました。山崎さんは長くホロトロピック・ネットワークの企画・編集をされていて矢山先生と親しく、青木さんとも顔見知りだったのです。こうしてみんなで一緒に旅に出ると、いろいろなことが起こります。本の話もこんなところからひょっこり生まれました。

実はこのとき、芹沢先生の次女野沢朝子さんとの話の中で、彼女が自著を自費出版されていることを知り、知り合いの出版社に紹介しました。すると即決で『父、芹沢光治良、その愛』（明窓出版　二〇二〇年）が刊行されました。青木先生はもちろん、ぼくは自分のことのように嬉しくてたまりませんでした。

さて、こんなやりとりを芹沢先生は軽井沢の空の上から見ていたのかもしれません。青木先生の本の出版を芹沢先生が応援しているような気がします。これは医療と神のスピリットをつなぐ本ではないかと思うのです。

（いで・さとし　浄土真宗西念寺住職）

青木秀夫（あおき・ひでお）

青木クリニック院長。バイオレゾナンス医学会認定医師。
1950年静岡県沼津市生まれ。沼津東高校卒。浪人中に芹沢光治良『人間の運命』と出会い、社会に裨益する人間、とりわけ「病気を治す医者」になる志を抱く。早稲田大学理工学部に入学するも、芹沢文学に触発された初志を貫き、八浪の末、浜松医大に合格。卒業後、浜松医大第二内科呼吸器内科、榛原総合病院、焼津市立総合病院、共立蒲原総合病院に勤務。この間東洋医学、漢方を独学で学び、治る医療を求めて、矢山利彦氏率いるバイオレゾナンス医学に出会う。2003年静岡県富士宮市郊外に青木クリニックを開業。2011年、精神的な活動の場としてクリニック隣に「長寿の館　森次郎」をオープン。

「バイオサンビーム」で病気《びょうき》が治《なお》った

初刷　2021年7月7日
3刷　2022年4月30日

著者　青木秀夫
発行人　山平松生
発行所　株式会社　風雲舎

〒162-0805　東京都新宿区矢来町122　矢来第二ビル
電話　〇三-三二六九-一五一五（代）
FAX　〇三-三二六九-一六〇六
振替　〇〇一六〇-一-七二七七七六
URL　http://www.fuun-sha.co.jp/
E-mail　mail@fuun-sha.co.jp

DTP　中井正裕
印刷　真生印刷株式会社
製本　株式会社　難波製本

落丁・乱丁本はお取り替えいたします。（検印廃止）

ISBN978-4-910545-01-1